# 자궁암 100문100답

자궁암센터 지음

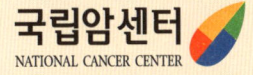

## 추천사

 2010년 개원 10주년을 맞은 국립암센터는 우리나라 국민 4명 중 1명의 사망 원인인 암에 대해 전문적으로 연구와 진료를 하고 암환자의 삶의 질을 높여 국민 보건복지 향상에 이바지하고자 설립한 기관입니다.
 국립암센터에서는 신개념의 연구와 최상의 진료를 제공하는 일 외에 암에 관한 올바른 지식과 정보를 널리 알리는 일에도 많은 노력을 기울여 왔습니다. 국가암정보센터를 운영하여 암 관련 통계와 자료를 제공하는 한편, 각종 암에 대한 환자와 그 가족의 절실한 의문들을 풀어주기 위해 '100문100답' 총서를 펴내고 있습니다. 대장암, 유방암, 갑상선암, 뇌종양에 이어 이번에는 부인암 분야의 '자궁암 100문100답'을 발간하게 되었습니다.
 암 진단을 받으면 무엇보다도 우선 공포감이 들고, 이어서 치료에 대한 막연한 두려움, 치료 후 경과에 대한 궁금증 등이 따르게 마련인데, 그 와중에서 환자와 가족에게 가장 답답한 것은 암 질환에 대한 정확한 정보와 지식의 부족입니다. 각종 미디어나 책, 웹사이트들이 암에 대한 여러 정보를 제공하지만, 정확해야 할 의료 정보로서는 한계가 있습니다. 정확한 정보와 지식은 환자와 가족의 알 권리를 충족시킬 뿐만 아니라 치료를 선택하는 데 혼란과 지연을 피하게 해준다는 점에서 지극히 중요합니다.

여러 암 질환 중에서도 특히 부인암은 병리학적 특성과 치료방법이 각기 다른 암종들을 포함하고 있어서 환자들이 명확한 정보를 얻기가 좀 더 어려웠습니다. 이번 국립암센터 자궁암센터에서 제작한 이 책자는 부인암을 앓고 있는 환자와 그 가족, 그리고 말 그대로 사회와 가족의 모태를 이루는 모든 여성에게 귀중한 지식을 많이 제공할 것입니다.

국립암센터 의료진이 오랫동안 축적된 전문적 진료와 상담 경험을 바탕으로 만든 이 책이 자궁암의 올바른 이해와 진료 및 치료의 현명한 선택에 도움을 준다면 더 바랄 바가 없겠습니다.

— 국립암센터 원장 이진수

## 책머리에

부인암 치료에 몸담게 된 후 환자들에게서 가장 많이 듣는 질문을 하나 꼽으라면 아마도 이 질문이 아닐까 합니다.

"이제 전 어떻게 되나요?" 이 질문에 솔직하게, 그리고 아무런 심적 동요 없이 환자 본인이나 그 가족에게 있는 그대로 대답할 수 있는 의사가 과연 얼마나 될까요?

암은 한 사람의 삶과 죽음의 문제에 직접적인 영향을 미칠 뿐 아니라 가족의 안정을 위협하고, 경제·사회적으로도 직·간접적인 영향을 미친다고 할 수 있습니다.

물론 최근 들어 조기진단이 늘고 효과적인 치료법이 도입돼 생존율이 뚜렷하게 향상되었으며 자궁경부암 백신도 개발되는 등 부인암 분야에서 많은 진전이 있었지만, 아직 해결해야 할 과제가 많은 것 또한 사실입니다.

가족 중의 누군가가, 아니면 본인 스스로가 암에 걸렸음을 알게 된다면 어떤 기분일까요? 아마도 겪어보지 않고서는 누구도 한 마디로

얘기하기 힘들 것입니다.

   그동안 암환자와 그 가족들을 지켜보면서 절실히 느낀 것 중 하나는 너무나도 많은 사람들이 암에 대해서 거의 모르고 있다는 점이었습니다. 물론 많은 환자가 심적 충격 등 여러 가지 이유로 초기에 효과적인 대응을 못하는 면도 분명 있지만, 기본적으로 암에 대한 지식이 부족한 것도 사실입니다.

   그리하여 생각보다 많은 환자들이 초기에 제대로 대응하지 못하고, 시간적 손해나 금전적 피해를 당하곤 했습니다. 심지어 검증되지 않은 이상한 민간요법에 매달리다 치료가 가능한 시점을 놓치고 뒤늦게 다시 병원을 찾는 불행한 경우도 적잖은 것이 엄연한 현실입니다.

   이러한 일들을 보면서 저희 집필진은 누구나 암을 쉽게 이해하고, 효과적으로 치료·관리할 수 있게 도와줄 안내서가 필요하다는 생각을 하게 되었습니다.

주로 여성 생식기에 발생하는 암을 일컫는 부인암에는 자궁에서 발생하는 자궁경부암, 자궁내막암, 자궁육종과 복막에 발생하는 난소암, 난관암, 일차성 복막암이 있습니다.

이 책에는 현재 국내에서 발생하는 부인암 중 1위인 자궁경부암을 비롯하여 자궁내막암, 자궁육종 등 자궁에 생기는 암들의 진단, 치료, 예후, 치료 후 관리, 성생활, 호르몬 치료 등에 관해 환자와 가족들이 자주 해오는 질문과 그에 대한 답변이 폭넓게 정리되어 있습니다. 또한 일반인들이 암이 아닌가 걱정하며 내원하는 증상에 대해서도 자세히 기술하고 있습니다.

이 책은 자궁암에 대한 기본 지식에서부터 전반적인 환자 관리와 치료법, 암의 경과에 따른 효과적인 대응까지 다양한 주제를 다루고 있는 만큼 일반인뿐 아니라 부인암 환자를 치료하는 의사와 간호사들에게도 실질적인 도움을 줄 수 있으리라 생각합니다.

바쁜 가운데도 책을 엮는 데 시간과 노력을 아끼지 않은 자궁암센터 가족들과, 이 시간에도 암과의 힘든 싸움을 계속하고 있고 이 책이 나올 수 있도록 도움을 주신 자궁암센터 환자분들께 깊은 감사를 드립니다.

-자궁암센터 의료진 일동

# 자궁암 100문100답 • 차례

추천사 2
책머리에 4

## ■ 자궁암과 인유두종 바이러스

01 자궁의 구조와 기능을 쉽게 설명해 주세요. 13
02 자궁암이란 무엇입니까? 15
03 양성 종양과 악성 종양은 어떻게 다른가요? 16
04 자궁암은 전염이나 유전이 됩니까? 17
05 인유두종 바이러스란 무엇입니까? 18
06 아내가 감염되었다면 남편도 검사를 받아야 하나요? 치료는 어떻게 합니까? 20
07 성관계를 많이 하면 자궁경부암에 더 잘 걸리나요? 21

## ■ 자궁암의 예방과 일반적 이해

08 자궁경부암 예방 백신이 있다던데요? 부작용은 없나요? 23
09 백신의 효과는 얼마나 갑니까? 25
10 경구 피임약을 복용하면 자궁경부암의 위험이 커지나요? 26
11 백신 외에 자궁경부암 예방법은 무엇입니까? 26
12 백신을 맞으면 자궁암 검사를 안 해도 되나요? 27
13 자궁경부암을 일으키는 바이러스는 어떻게 검사합니까? 27
14 자궁경부암 검사와 바이러스 검사 중 어느 쪽이 더 정확한가요? 29
15 자궁암 바이러스 검사에서 양성으로 나왔는데 치료제는 없나요? 30
16 자궁용종이란 무엇입니까? 32
17 자궁근종을 그냥 놔두면 암으로 진행하나요? 32
18 자궁적출을 하면 자궁암이 안 생깁니까? 33
19 임신을 계획했는데 자궁암 검사에서 이상 소견이 나왔습니다. 치료 후 아이를 가져야 하나요? 34

| 20 | 바이러스가 검출됐는데 임신하면 태아에게 전염될까요? 36 |
| 21 | 자궁암도 여러 종류가 있다지요? 37 |

## 증상과 진단

| 22 | 평소에 냉이 많고, 피곤하면 냄새도 나는데 자궁암과 관계있나요? 43 |
| 23 | 생리 때도 아닌데 질에서 피가 나옵니다. 혹시 자궁암 아닐까요? 44 |
| 24 | 오래 서서 일을 하거나 피곤하면 아랫배가 묵직하고 골반 쪽이 아픈데요? 45 |
| 25 | 자궁경부암 검진은 언제부터 받아야 합니까? 46 |
| 26 | 자궁경부암의 조직검사는 받기가 까다로운가요? 47 |
| 27 | 자궁암 검사 결과 이형증이라는데 암이 될 가능성이 큽니까? 48 |
| 28 | 조기 자궁경부암이란 어떻게 규정하는 건지요? 50 |
| 29 | 국소진행성 자궁경부암이란 무엇인가요? 51 |
| 30 | 자궁경부염도 자궁암과 관련이 있습니까? 51 |
| 31 | 임신 초기의 자궁경부염은 어떻게 치료하지요? 52 |
| 32 | 자궁경부질세포 검사는 어떤 것인가요? 53 |
| 33 | 질확대경 검사란 어떤 것입니까? 53 |
| 34 | 자궁경부암 검사 결과 비정상이라는데 암이라는 말인지요? 54 |
| 35 | 질초음파 검사로도 자궁경부암을 진단하나요? 54 |
| 36 | 자궁경부암은 어떻게 퍼지고 전이되나요? 55 |
| 37 | 자궁내막암의 증상은 무엇인가요? 56 |
| 38 | 가족 중에 대장암 환자가 두 명 있는데 자궁내막암과 연관이 있을까요? 56 |
| 39 | 유방암 때문에 타목시펜을 복용하면 자궁내막암이 생길 수 있습니까? 57 |
| 40 | 어떤 유형의 사람이 자궁내막암에 잘 걸리는지요? 58 |
| 41 | 자궁내막암도 조기에 진단할 수 있나요? 60 |
| 42 | 자궁경부질세포 검사에서 정상이라고 한 지 얼마 안 되어 자궁내막암 진단을 받았습니다. 그럴 수 있나요? 61 |
| 43 | 초음파 검사 후 자궁내막이 두껍다며 조직검사를 하자는데, 어떤 의미 |

| | | |
|---|---|---|
| | | 인가요? 61 |
| 44 | | 종양 표지물질 CA-125의 수치가 높게 나왔다는데 자궁내막암과 관련이 있습니까? 62 |
| 45 | | 자궁암의 병기는 어떻게 정하나요? 62 |
| 46 | | 자궁암으로 진단받으면 CT와 MRI를 찍어야 합니까? 65 |
| 47 | | PET를 찍으면 암이 어디까지 퍼져 있는지 알 수 있나요? 66 |
| 48 | | 자궁암 검사 때 난소암도 같이 검사할 수는 없는지요? 67 |
| 49 | | 자궁암의 생존율과 완치율이 궁금합니다. 69 |

## 자궁암의 치료

| | |
|---|---|
| 50 | 수술은 어떤 경우에 하며, 완치 가능성이 얼마나 됩니까? 71 |
| 51 | 개복을 하지 않고 레이저로 수술하는 방법이 있다지요? 72 |
| 52 | 로봇을 이용한 수술의 장점은 무엇인가요? 73 |
| 53 | 자궁암 수술 후에도 아이를 가질 수 있나요? 75 |
| 54 | 자궁을 절제하지 않고 수술하는 방법은 없습니까? 76 |
| 55 | 수술 부작용으로는 어떤 것이 있습니까? 76 |
| 56 | 자궁을 수술하면 난소도 같이 하나요? 77 |
| 57 | 수술을 하면 림프낭종이 생긴다는데 그게 무엇인지요? 77 |
| 58 | 수술 없이 항암제만으로도 치료가 됩니까? 78 |
| 59 | 항암치료는 부작용이 크다고 하는데요? 79 |
| 60 | 항암제를 맞으면 구토가 심하다는데 어떻게 하나요? 80 |
| 61 | 항암치료 중에는 어떤 음식을 먹는 게 좋습니까? 81 |
| 62 | 면역력이 좋아야 항암치료를 제대로 받는다던데요? 83 |
| 63 | 자궁암 치료에 쓰는 항암제로는 어떤 것이 있나요? 83 |
| 64 | 치료 중에 홍삼을 먹어도 되는지요? 84 |
| 65 | 항암치료를 하려면 입원해야 합니까? 84 |
| 66 | 항암치료를 하면 머리카락이 빠지나요? 85 |
| 67 | 치료를 받으면 너무나 피곤한데요? 86 |
| 68 | 치료 이후 손발 끝이 저리고 감각도 이상한데 괜찮을까요? 87 |

| 69 | 치료 이후 갑자기 숨이 찰 때가 많습니다. 왜 그러지요? 88 |
| 70 | 항암치료 환자가 감기에 걸리면 어떻게 하나요? 90 |
| 71 | 방사선치료는 어떤 효과가 있는지요? 92 |
| 72 | 자궁경부암의 방사선치료에도 여러 종류가 있다지요? 93 |
| 73 | 방사선치료는 입원해서 받습니까? 98 |
| 74 | 방사선은 얼마 동안 어떻게 쏘나요? 99 |
| 75 | 방사선의 부작용은 무엇입니까? 101 |
| 76 | 수술, 방사선치료, 항암치료를 모두 받으면 재발을 막을 수 있나요? 104 |
| 77 | 방사선치료를 했더니 항문이 빠질 듯이 아프고 피가 나네요. 104 |
| 78 | 방사선치료를 할 때는 어떤 음식을 먹어야 합니까? 105 |

## 치료 후의 일상 관리

| 79 | 치료가 끝나면 병원에 얼마나 자주 가야 합니까? 107 |
| 80 | 수술 후 일상에서 주의할 점은 무엇입니까? 108 |
| 81 | 직장 출근은 언제부터 하는 게 좋은가요? 108 |
| 82 | 부부관계는 얼마나 지나야 가능한지요? 109 |
| 83 | 자궁암 치료 후에 호르몬 요법을 받아야 하나요? 110 |
| 84 | 치료 후 다리가 붓는데 괜찮을까요? 110 |
| 85 | 소변 보기가 힘들어지는데 왜 그런가요? 112 |
| 86 | 뜨거운 물에 좌욕을 해도 됩니까? 물에 쑥이나 한약을 넣기도 한다는데요. 113 |
| 87 | 변비가 심한데 어떻게 하면 됩니까? 114 |
| 88 | 인공항문은 어떻게 관리하나요? 115 |
| 89 | 인공항문 수술 후 주의해야 할 음식물은 무엇입니까? 117 |
| 90 | 인공방광의 관리는 어떻게 하는지요? 118 |
| 91 | 치료비가 부족한데 지원받을 방도가 있을까요? 118 |

## 재발에서 호스피스까지

- 92  자궁암 수술 후 재발했습니다. 무슨 치료가 있으며, 얼마나 살 수 있을까요? 121
- 93  병원 퇴원 후 갑자기 몸이 아프면 반드시 원래 다니던 병원으로 가야 하나요? 122
- 94  자궁암 수술을 한 지 몇 달 만에 다리를 못 움직이겠고 갑자기 열이 나는데요? 123
- 95  콩팥에 물주머니가 생겼다는데 왜 그렇습니까? 123
- 96  주치의가 임상시험 참여를 권하는데 어떻게 하지요? 124
- 97  진통제를 많이 복용해도 괜찮을까요? 125
- 98  진통제의 부작용이 궁금합니다. 126
- 99  DNR라는 용어가 있던데 무슨 뜻인지요? 127
- 100 요즘 자주 얘기되는 호스피스란 어떤 것입니까? 128

집필진 소개

# 자궁암과
# 인유두종 바이러스

**01 자궁의 구조와 기능을 쉽게 설명해 주세요.**

자궁(子宮)은 골반 안쪽에 있는 계란만한 크기의 여성 생식기관으로, 이름이 말해 주듯이 임신했을 때 태아가 자라는 곳입니다. 근육으로 구성되어 있으며 평상시 길이가 7.5cm 정도, 너비는 부위에 따라 다르나 평균 5cm 안팎, 벽의 두께는 2.5cm 정도입니다. 자궁은 위가 불룩하고 아래가 가늘기 때문에 흔히 '서양배를 뒤집어 놓은 모습'이라고 표현합니다.

자궁의 앞쪽에는 방광이, 뒤쪽에는 직장이 있고, 자궁 좌우에는 난소(난자와 여성 호르몬을 배출하는 기관)와 난관(나팔관으로도 불리며, 난자를 자궁으로 내려 보내는 관)이 각기 한 쌍 있습니다. 자궁 아래쪽 약 3분의 1, 목처럼 가는 부분을 자궁경부(子宮頸部)라 하고

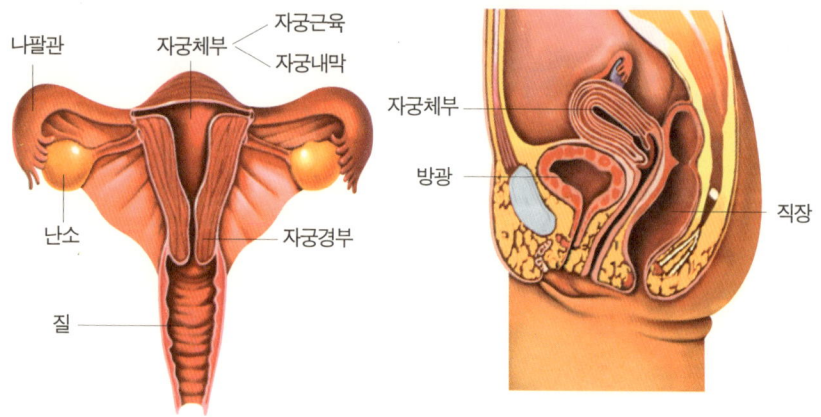

**그림 1. 자궁의 구조**

나머지 부분은 자궁체부(子宮體部)라고 합니다.

자궁경부에 있는 경관은 외부와 자궁 내를 연결하는 통로입니다. 성관계를 할 때 남자가 사출한 정액은 이 경관과 자궁내막을 거쳐 난관 입구에까지 이르는데, 이 때가 배란기라면 수정이 이루어질 수 있습니다. 임신이 안 되었을 때 자궁내막의 맨 바깥층 세포들이 떨어져 나오면서 흐르는 월경혈도 자궁경관을 거쳐 질(膣)로 배출됩니다. 아기를 분만할 때도 경관이 열려서 태아가 나옵니다. 자궁경관의 분비물은 성분이 주기적으로 바뀌면서 외부로부터 자궁 내부를 보호하고, 정자의 이동을 돕고, 임신된 태아를 보호합니다.

자궁경부에는 두 가지 세포(샘세포와 편평상피세포)가 있습니다. 경관의 상단부에 분포하는 길쭉한 모양의 샘세포는 점액을 분비해 성관계를 할 때 정자가 자궁 안으로 들어가는 것을 돕습니다.

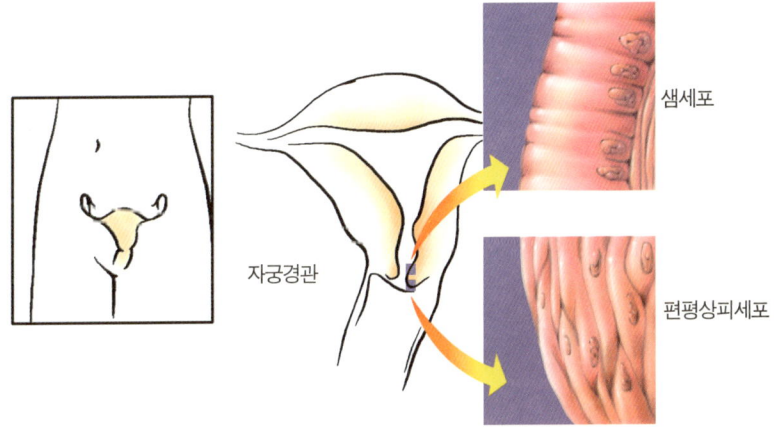

그림 2. 자궁경부의 구조

넓적한 모양의 편평상피세포는 여러 층을 형성하여 하부조직을 보호합니다(그림 2). 임신된 태아는 자궁내막 안의 공간에서 자라게 됩니다.

## 02 자궁암이란 무엇입니까?

우선 암(癌)이란 무엇인지부터 잠깐 살펴보겠습니다. 일반적으로 세포는 성장과 분화를 거친 뒤 사멸하게 됩니다. 노화하여 죽는 세포를 새로운 세포가 대체하는 끊임없는 과정을 통해 우리 신체는 건강을 유지합니다. 한데 세포가 이러한 정상 과정에서 벗어나 지속적으로 증식, 성장하게 되면 이를 암이라 부릅니다. 그런 세포 덩어리에는 혈관이 많이 형성되고 두드러지는데, 이러한 모습이

붉고 딱딱한 게의 모습과 비슷하기 때문에 아주 오래전부터 악성 종양을 게에 비유해 왔습니다. 영어 'cancer'도 본디 게를 뜻하는 말입니다. 암을 연구하는 학술모임의 상징을 게 모양으로 하기도 합니다.

그렇다면 세포가 왜 무질서하게 증식하는 걸까요. 유전정보를 담고 있는 DNA에 돌연변이가 생겨서 세포주기가 통제되지 않기 때문입니다. 세포가 분열을 멈추지 않아 과다하게 증식하고, 주변 장기나 조직으로 침입해 정상조직을 파괴하는 상태가 바로 암입니다.

일반인들이 자궁암이라고 하면 자궁경부에 발생한 암을 말합니다. 왜냐하면 아직까지는 우리나라에서 자궁경부암이 자궁내막암에 비해 그 빈도가 높기 때문입니다. 자궁내막에서 발생하는 암은 자궁내막암, 자궁 근육에 발생하는 암은 자궁육종이라고 합니다.

## 03 양성 종양과 악성 종양은 어떻게 다른가요?

양성 종양은 인체에 해가 별로 없으며 수술로 제거하면 거의 재발하지 않습니다. 조직의 분화가 잘 되어 있고 천천히 자라며, 주위 조직으로 침윤하지 않습니다. 또한 피막(皮膜)이 잘 발달해 수술로 절제하기가 쉽습니다. 수술 후의 예후(豫後), 즉 전망과 경과도 좋습니다.

그에 비해 악성 종양은 인체에 큰 해를 주고, 빨리 자라면서 주위 조직으로 잘 퍼져 나갑니다. 수술 후 재발이 가능하며, 예후는 종양의 크기와 주위로의 침범 여부, 전이 유무에 따라 다르나 대개는 좋은 편이 아닙니다. 암이라 하면 악성 종양을 가리킵니다.

## 04 자궁암은 전염이나 유전이 됩니까?

암은 전염성 질환이 아닙니다. 암의 원인에는 유전적 요인과 환경적 요인이 있습니다. 많은 암이 가족적인 경향을 보이는 것은 가족이 유전적 요인뿐 아니라 환경적 요인까지 공유한다는 이유도 있습니다.

자궁경부암은 대부분 인유두종 바이러스(HPV, human papillomavirus) 감염에 기인합니다. 인유두종(人乳頭腫, 본디 유두 모양의 사마귀류를 이름) 바이러스는 성 접촉을 통하여 옮겨 가는 수가 많습니다. 따라서 자궁경부암 자체는 전염이 되지 않는다 해도, 인유두종 바이러스가 들어와 암을 일으킬 가능성은 있습니다. 이 바이러스는 인체에 침입해도 대부분 자연적으로 소멸되지만 그렇지 않을 가능성도 있으므로 추적 관찰을 받는 게 좋습니다.

자궁내막암의 경우, 일부는 유전적 요인에 의해 발생합니다. 유전성 자궁내막암(유전성 비용종성 대장암)은 상염색체 우성 질환*으로 MMR유전

 세포가 정상적인 노화과정을 벗어나 지속적으로 증식, 성장하는 것을 암이라고 한다. 자궁경부에 발생한 암은 자궁경부암, 자궁내막에서 발생하는 암은 자궁내막암, 자궁 근육에 발생하는 암은 자궁육종이라고 한다.

자\*의 돌연변이에 의해 유발됩니다. 전체 자궁내막암 환자의 약 10%에서 가족력이 있는 것으로 알려져 있고, 실제 유전자 검사 시에 약 5%의 환자에서 유전자 돌연변이를 확인할 수 있습니다. 일부 자궁내막암은 여성 호르몬 요인과 관련이 있는 것으로 알려져 있습니다.

자궁육종은 명확한 유전성 요인이 알려진 것이 없습니다.

> \*우성 질환: 우리 몸에는 유전물질을 함유하고 있는 염색체가 23쌍 있다. 22쌍은 상염색체이고, 1쌍은 성염색체로 구성되어 있다. 상염색체 우성 질환은 각 쌍의 염색체 중 하나의 유전자에만 변이가 있어도 질환이 발생하는 것을 말한다. 이에 비해 열성 질환은 각 쌍의 염색체 모두에 변이가 있을 때 질환이 발생하는 것을 말한다.
> \*MMR유전자: MMR은 mismatch repair의 영문 약어로 우리 몸의 DNA 손상이 발생하였을 때 이를 수리하는 방식 중 하나다. DNA 가닥에는 아데닌(A), 구아닌(G), 시토신(C), 티민(T)의 네 가지 염기가 촘촘히 붙어 있는데, 이들 순서로 단백질 합성이 일어난다. 실제 세포 하나당 평상시에는 약 1만 곳의 DNA 손상이 발생하는데, 손상된 DNA가 수리되지 못하면 암세포가 발생할 수 있다. 즉, MMR과 관계된 대표적인 유전자로 MLH1, MSH2, MSH6 등을 꼽을 수 있다.

## 05 인유두종 바이러스란 무엇입니까?

인유두종 바이러스는 아주 흔한 바이러스로 종류가 100가지가 넘습니다. 이중 다수는 손가락이나 생식기 따위에 사마귀를 유발하지만 암과는 무관하며, 약 15종만이 자궁경부암을 유발합니다. 현재까지의 연구 결과에 따르면 인유두종 바이러스와 자궁경부암

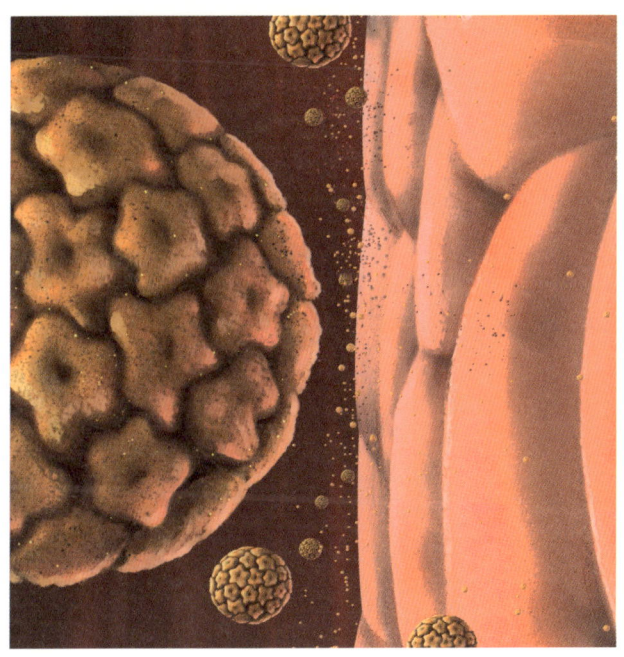

그림 3.
인유두종 바이러스와
자궁경부세포 모식도

의 관계는 흡연과 폐암의 관계, 간염과 간암의 관계보다도 밀접하다고 합니다.

주요 감염 경로는 성적 접촉이고, 다른 경로의 가능성에 대해서는 아직 연구가 충분히 되지 않았습니다. 성적 접촉에는 성기와 성기의 접촉 외에 성기와 항문의 접촉, 손가락과 성기, 손가락과 항문의 접촉까지 포함됩니다. 구강성교로는 감염될 가능성이 낮은 것으로 알려졌습니다. 성 상대자가 다수인

 인유두종 바이러스는 아주 흔한 바이러스로 종류가 100가지가 넘는다. 이중 다수는 손가락이나 생식기 따위에 사마귀를 유발하지만 암과는 무관하며, 약 15종만이 자궁경부암을 유발한다. 인유두종 바이러스와 자궁경부암의 관계는 흡연과 폐암의 관계, 간염과 간암의 관계보다도 밀접하다고 한다.

경우 감염 확률이 더 높아집니다.

　인유두종 바이러스에 감염되었다고 해서 모두 암이 생기는 것은 아니며, 감염과 더불어 신체 면역기능이 변화할 경우에 발생하게 됩니다. 현재 인유두종 바이러스와의 연관성이 명확히 밝혀진 것은 자궁경부암뿐이고 후두암 · 항문암 등에서 일부 연관이 있는 것으로 알려졌습니다.

## 06 아내가 감염되었다면 남편도 검사를 받아야 하나요? 치료는 어떻게 합니까?

　남성에 대한 검사는 아직 추천하지 않습니다. 인유두종 바이러스 중에는 남성의 성기나 항문 주위에 첨규(尖圭) 콘딜로마라는 사마귀를 일으키는 것이 있으나 자궁경부암을 일으키는 것과는 종류가 다릅니다. 자궁경부암을 일으키는 인유두종 바이러스는 남성이 옮아도 대개 별다른 증상이나 병변이 생기지 않아 감염 사실을 알기 어렵기 때문에 여성에게 바이러스를 옮길 위험이 있습니다. 인유두종 바이러스는 대개 치료 없이 수개월에서 한두 해 사이에 소멸합니다. 아직 치료약이 없으므로 일상에서 건전한 성생활을 하면서 규칙적으로 산부인과를 방문하여 검사를 받는 일이 중요합니다.

　이처럼 인유두종 바이러스 감염 자체는 치료할 필요가 없지만, 감염에 세포 변화가 동반된다면 그에 대한 치료를 받아야 합니다.

## 07 성관계를 많이 하면 자궁경부암에 더 잘 걸리나요?

한쪽 파트너가 인유두종 바이러스에 감염된 경우가 아니라면 성관계 횟수는 자궁암과 별 관계가 없습니다. 부부 사이의 활발하고 선선한 성생활은 육체적, 정신적으로 두루 도움이 됩니다. 다만, 파트너가 여럿이거나 성관계를 이른 나이에 시작한 경우엔 자궁경부암의 위험이 증가할 수 있습니다.

자궁경부 상피세포는 사춘기 때 변화를 겪게 되는데 이 시기에 인유두종 바이러스 감염에 취약해지기 쉽습니다. 이때 감염된다고 해서 모두 자궁경부암이 생기지는 않으며, 암으로 발전한다 해도 상피이형증(上皮異形症)으로 수년의 기간을 거치지만, 어릴 때 감염되면 자궁경부암의 발병 확률이 높아진다고 할 수 있습니다.

인유두종 바이러스 감염 외에 자궁경부암의 위험 요인은 흡연, 그리고 에이즈 환자 등 면역체계가 약화된 경우에는 체내에서 인유두종 바이러스를 자연 소멸시킬 능력이 없으므로 자궁경부암의 발병 가능성이 증가하게 됩니다.

성관계 횟수와 자궁암은 관계가 없다. 다만 파트너가 여럿이거나 성관계를 이른 나이에 시작한 경우에 자궁경부암이 증가할 수 있다. 인유두종 바이러스 감염 외에 자궁경부암의 위험 요인은 흡연과 면역체계가 약화된 경우이다.

# 자궁암의 예방과
# 일반적 이해

**08** 자궁경부암 예방 백신이 있다던데요? 부작용은 없나요?

앞에서 설명했듯이 자궁경부암의 주된 요인은 인유두종 바이러스 감염입니다. 자궁경부암 백신은 이 바이러스와 유사하되 감염력은 없는 입자(VLP, virus-like particle)로 만듭니다. 인유두종 바이러스의 주요 단백질인 L1단백을 효모에서 발현시킨 것으로, 백신이 투여되면 체내에 인유두종 바이러스에 대한 항체가 형성됩니다.

현재 나와 있는 백신은 인유두종 바이러스 16형과 18형에 의한 것으로 자궁경부암과 질암, 외음부암 및 그 전암성 병변(암이 되기 이전 단계의 병변)에 높은 예방효과가 있는 것으로 알려졌습니다. 전체 자궁경부암 중 16·18형 바이러스에 의한 것은 약 70% 정도입니다.

대한부인종양·콜포스코피학회에서는 성 활동과 백신 효과 지속 기간을 감안해 최적 접종연령을 15~17세로 권장하고 있습니다. 9세 이상부터 접종이 가능하고, 따라잡기 백신접종(catch-up vaccination, 기본 권장 접종시기 이후에 추가 접종이 가능한 시기의 백신 접종)은 18세부터 26세까지 권장됩니다. 대개 6개월 동안 3회의 접종을 하며 26세 이상 여성은 전문의와 상의한 후 접종 여부를 결정토록 합니다.

급성질환이 있거나 효모 또는 백신 주사에 급성 과민성 면역반응 병력이 있는 사람은 주치의와 백신 투여 여부를 잘 상의해야 합니다. 백신을 접종한 여성이라도 자궁경부암에 대한 검사는 계속 받아야 합니다.

우리나라에서 시판 중인 자궁경부암 백신은 두 가지입니다. 하나는 외음부 사마귀와 자궁경부암을 동시에 막아 주는 제품이며, 다른 하나는 자궁경부암 예방에만 초점을 맞춘 것입니다. 두 제품이 개발된 지 6년이 지난 지금(한국에는 2007년에 도입), 초기에 접종받은 대상 모두에게서 인유두종 바이러스 감염 예방과 암의 전단계인 상피이형증 예방에 효과적이었음이 임상실험으로 증명되었습니다. 어느 종류의 백신을 맞을지는 산부인과 전문의와 상담해 정하면 됩니다.

지금까지 수만 명의 여성에게 백신이 주사되었으나 심각

> 백신의 최적 접종연령은 15~17세이다. 9세 이상부터 접종이 가능하고, 따라잡기 백신접종은 18세부터 26세까지 권장된다. 대개 6개월 동안 3회의 접종을 하며, 26세 이상 여성은 전문의와 상의한 후 접종 여부를 결정한다.

한 부작용은 없었으며, 주사 부위의 통증이 가장 흔한 부작용입니다. 장기적 안정성에 대해서는 현재 관찰 중입니다. 현재 시판되는 자궁암 백신 중 하나인 가다실(Gardasil)의 경우, 국소 부작용으로서의 통증은 접종자의 83.9%에서 나타났습니다. 전신 부작용으로는 발열·구토·어지러움·설사·근육통 등이 있는데, 두 번째나 세 번째 접종 때보다 첫 접종 15일 후에 더 많은 전신적 부작용이 보고되었습니다.

대부분의 사람은 전신적 부작용의 강도가 가볍거나 중등도이고, 가장 흔한 것은 발열입니다. 접종 여성의 4.0~4.9%에서 접종 후 체온이 38℃ 이상으로 나타났습니다.

하지만 미국 FDA나 한국 식약청 모두 중대한 부작용 없이 안전하게 맞을 수 있는 백신으로 허가하고 있는 만큼, 산부인과 의사와 상담 후 접종 받을 것을 권합니다.

## 09 백신의 효과는 얼마나 갑니까?

임상시험 결과 안전하고 효과적인 백신이라는 점이 일단 입증되었지만 장기적 효과에 대해서는 아직 결론이 나오지 않았습니다. 하지만 지금까지의 연구 결과를 종합하면 10년 동안 효과가 지속되는 것으로 보이며, 수학적인 모델링을 적용하여 계산해 보면 20~30년까지 가능하다고 기대되고 있습니다.

**10** 경구 피임약을 복용하면 자궁경부암의 위험이 커지나요?

　　국외에서는 경구 피임약을 복용하는 여성이 성관계 상대자의 숫자가 많고 파트너의 콘돔 사용률이 낮은 경향을 보여서 인유두종 바이러스 감염 가능성이 큰 것으로 알려져 있습니다. 최근 외국의 연구에 따르면 10년 이상 경구 피임약을 사용하는 경우 자궁경부암의 위험도가 약 2배로 증가한다고 합니다.

**11** 백신 외에 자궁경부암 예방법은 무엇입니까?

　　현재 사용되는 백신은 자궁경부암 발생 건수 중 약 70%의 원인인 인유두종 바이러스 16형과 18형에 효과적인 것으로 알려졌습니다. 백신 이전에 기본적으로는 건전한 성생활이 중요합니다. 비타민 A, 비타민 C, 카로틴, 엽산 등이 풍부한 채소나 과일을 많이 섭취하면 도움이 된다는 보고도 있습니다.

　　그러나 자궁경부암의 예방에서 무엇보다도 중요한 것은 암이 되기 전 단계인 전암성(前癌性) 병변을 일찍 발견하여 치료하는 일입니다. 따라서 여성들은 전문의와 상의하여 나이·위험인자·건강상태 등에 맞

> 자궁경부암 예방법 : 건전한 성생활과 비타민 A, 비타민 C, 카로틴, 엽산 등이 풍부한 채소나 과일을 많이 섭취하면 도움이 된다. 무엇보다 가장 중요한 것은 암의 전 단계인 전암성(前癌性) 병변을 일찍 발견하여 치료하는 일이다.

춘 주기적 검진을 받아야 합니다.

## 12 백신을 맞으면 자궁암 검사를 안 해도 되나요?

자궁경부암 예방 백신은 우리나라에 2007년 9월 처음 들어온 뒤 안전도와 효과가 입증되었습니다. 현재 두 종류의 백신이 전 세계 108개국에서 접종되고 있습니다.

백신 접종으로 약 70% 이상의 자궁경부암을 예방할 수 있으리라고 기대됩니다. 하지만 다른 타입의 인유두종 바이러스에 의한 자궁경부암, 인유두종 바이러스와 무관한 자궁경부암의 발생도 가능하기 때문에 백신 접종 후에도 정기적으로 자궁암 검사를 받아야 합니다.

## 13 자궁경부암을 일으키는 바이러스는 어떻게 검사합니까?

거듭 말하지만 자궁경부암은 거의 전부가(99% 이상) 고위험 인유두종 바이러스 감염과 관련 있는 것으로 보고되었습니다. 인유두종 바이러스(HPV)는 파포바 바이러스과(papovaviridae family)에 속하는 이중나선상 DNA 바이러스입니다.

지금까지 알려진 100여 종의 인유두종 바이러스 가운데 40여 종이 생식기관에서 발견되며, 자궁경부 상피 내에 병적인 변화를 일으키는 것으로 밝혀졌습니다. 이중 고위험군인 발암성 인유두종 바이러스가 자궁경부암과 연관성이 높으며, 전 세계적으로 70% 이상의 자궁경부암에서 인유두종 바이러스 16번, 18번이 발견됩니다.

그 외에도 31, 33, 35, 39, 45, 51, 52, 56, 58, 59, 66, 68, 69, 73번이 고위험군 바이러스에 속합니다. 자궁경부의 양성(良性) 병리적 변화인 사마귀 또는 콘딜로마('곤지름'이라고 흔히 부르는 성병성 사마귀) 등에서 발견되는 저위험군 바이러스는 6, 11, 34, 40, 42, 43, 44, 54, 61, 70, 72, 81번 등입니다.

검사 방법으로는 자궁경부질세포 검사(체강 안에 벗겨져 떨어진 세포나 주사침으로 흡인한 세포를 현미경으로 검사하는 것)도 가능하지만 검색률이 낮기 때문에 좋지 않습니다. 또한 전통적인 바이러스 배양 기술로는 인유두종 바이러스 감염을 판별할 수 없기 때문에 배양검사 역시 적합하지 않습니다.

하지만 최근 바이러스의 DNA를 이용하여 인유두종 바이러스의 존재와 유전자형을 검사하는 방법들이 개발되어 유용하게 쓰이고 있습니다. 이중 하이브리드 캡처 2(hybrid capture 2)가 미국 식약청(FDA)이 유일하게 승인한 검사법입니다. 이는 13가지 종류의 고위험군 인유두종 바이러스를 동시에 발견해 내는 방법으로 외래에서 간단하게 시행할 수 있으며, 검사 결과도 빨리 얻을 수 있습니다.

그 외에 인유두종 바이러스 유전자 칩(HPV DNA chip) 검사법이 있는데, 이 방법으로는 방법이 간단하고 소량의 검체로도 검사가 가능하며, 감염 여부와 더불어 바이러스 종류도 동시에 판별할 수 있습니다.

이들 검사법은 외래에서 간단하게 질 안의 분비물을 채취하여 시행하는 것으로 아프지 않고 출혈도 없으나, 일반 검진 목적일 경우 보험급여가 되지 않아 비용이 많이 들 수 있습니다.

## 14 자궁경부암 검사와 바이러스 검사 중 어느 쪽이 더 정확한가요?

자궁경부 상피내종양과 자궁경부암의 진단 방법으로는 18세 이상의 성적 활동이 활발한 모든 여성에게 시행하는 부인과 신체검사(자궁경부에 종괴가 있는지, 출혈성 병변이 있는지를 육안으로 확인하고 촉진하는 것)와 자궁경부질세포 검사(Papanicolau test, PAP test), 자궁경부 확대경 검사(colposcopy, 질확대경 검사라고도 함), 조직생검(生檢), 인유두종 바이러스 감염 검사 등이 있습니다.

자궁경부질세포 검사, 즉 흔히 자궁암 검사라고 알려진 이 검사는 1939년 미국의 조지 파파니콜라우와 허버트 트라우트가 임상에 최초로 도입한 이후 지금까지 전 세계적으로 침윤성(초기의 국한된 병변이 아니라 자궁실질 조직에 침범하는 것) 자궁경부암의 유병률(有病率, 어떤 시점에 일정한 지역의 인구에 대한 특정 질병의 환자 수 비율)과 사망률을 줄이고 자궁경부암의 전단계인 자궁경부 상피내종양을 조기에 발견하는 데 지대한 공헌을 했습니다. 이 검사법의 단점은 위음성률(僞陰性率), 즉 병변이 있는데도 정상으로 잘못 판정하는 비율이 높다는 것으로, 많은 연구자들이 6~55%의 위음성률을 보고하고 있습니다. 그렇지만 간편한 데다 현재까지 인정된 검사 방법 중 가장 효과적입니다.

파파니콜라우 자궁경부질세포 검사의 위음성률을 줄이고 민감도를 높이기 위하여 여러 가지 보조적 또는 대체적인 검사 방법이 개발되었습니다. 액상세포 검사, 인유두종 바이러스 검사, 자궁경부 확대경 검사 등이 그에 속합니다.

인유두종 바이러스 검사는 정확도가 비교적 높지만 검사 결과 감염이 확인되었다 할지라도 반드시 자궁에 병이 생기는 것은 아닌 만큼, 자궁경부질세포 검사의 정확도를 높이기 위해 실시하는 보완적 검사라 하겠습니다. 따라서 다른 자궁암 검사와 바이러스 검사를 일대일로 놓고 정확도를 비교하는 일은 별 의미가 없다고 할 수 있습니다.

## 15 자궁암 바이러스 검사에서 양성으로 나왔는데 치료제는 없나요?

유감스럽게도 인유두종 바이러스(HPV) 자체를 제거하는 방법은 아직 없습니다. 따라서 이 인유두종 바이러스 관련 질병을 치료한다는 말은 바이러스를 직접 없앤다는 뜻이 아니라 그것이 자궁경부에 일으킨 병변을 치료한다는 뜻입니다.

앞에서도 강조했듯이, 고위험군 인유두종 바이러스에 감염됐다고 해서 반드시 자궁경부암이 발생하는 것은 아닙니다. 대부분의 인유두종 바이러스 감염은 인체의 면역체계에 의해 치유됩니다. 평균 감염 기간은 9개월 정도이며, 1년 6개월쯤 지나면 특별한 치료 없이도 감염자의 90%에서 바이러스가 자연 소실됩니다.

그러나 고위험군 인유두종 바이러스에 지속적으로 감염돼 있을 경우엔 자궁경부암으로 진행할 가능성이 매우 높습니다. 특히 흡연이나 피임약 복용, 다산력(多産歷), 다른 종류의 성 전파성 질환의 존재, 면역 저하 상태 등 발암 보조인자들이 있을 경우에는 자궁경부이형증과 자궁경부암으로의 진행이 촉진된다고 알려졌습니다.

통계를 보면 고위험군 인유두종 바이러스에 지속적으로 감염된 여성에게 자궁경부암 전단계인 자궁경부이형증*이 발생할 확률은 정상 여성의 100배 이상으로 추정됩니다. 감염이 가장 많은 시기는 20대이며, 이후에는 인체 면역체계의 인식과 항체 형성에 따라 감염률이 차츰 낮아집니다.

* 자궁경부이형증: 자궁의 입구인 자궁경부의 상피세포(가장 바깥 세포)에서 생기는 전암성 병변으로 일부는 자궁경부암으로 진행하며, 일부는 호전되어 정상으로 회복되기도 한다.

### 16 자궁용종이란 무엇입니까?

자궁내막의 용종(茸腫, polyp)은 자궁내막 조직이 국소적으로 과성장하여 발생합니다. 자궁내막 용종의 악성화 가능성은 논란거리였으나 연구 결과 악성 변형률이 낮은 것으로 나타났습니다. 그러나 폐경 후 여성의 경우엔 자궁내막암의 10~34%가 용종과 연관이 있습니다. 일부 보고에 의하면, 자궁내막 용종이 있는 여성은 자궁내막암의 발생 가능성이 정상인의 2배 정도 된다고 합니다. 자궁내막 용종이 실제로 자궁내막암 발생과 연관이 있는지, 아니면 당초부터 자궁내막암인데 용종으로 오인하여 빚어지는 혼란인지는 아직 확실치 않습니다.

### 17 자궁근종을 그냥 놔두면 암으로 진행하나요?

자궁근종(子宮筋腫)은 우리나라 35세 이상 여성의 20~40%가 가지고 있는 양성 종양으로 월경과다나 생리통, 부정(不定)자궁출혈(생리와 관계없이 자궁에서 출혈이 보이는 것) 같은 이상을 초래하며, 불임과 반복적 유산의 원인이 되기도 합니다. 생기는 위치와 특성에 따라 복

> 자궁근종은 우리나라 35세 이상 여성의 20~40%가 가지고 있는 양성 종양으로 월경마다 생리통, 부정(不定)자궁출혈 같은 이상을 초래하며, 불임과 반복적 유산의 원인이 되기도 한다.

강으로 돌출하고 있는 장막하근종, 자궁근층에 위치하는 자궁근층 내 근종, 자궁내막으로 돌출하는 점막하근종 등의 종류로 분류할 수 있습니다. 위치에 따라 출혈을 유발하기도 하고, 주변 장기인 방광이나 장을 압박하여 소변을 자주 보는 증상 혹은 변비 증상을 유발하기도 합니다. 심각한 경우에는 수술을 해야 합니다.

그러나 대부분은 양성(良性)이어서 폐경 후에는 점차 줄어들면서 근종 관련 증상도 호전되는 양상을 보입니다. 그래도 0.1% 이하에서 악성인 육종으로 확인되는 수가 있는 만큼 정기검진이 필요합니다.

치료법으로는 개복수술을 통해 종양을 잘라내는 자궁근종 제거술, 자궁을 적출하는 자궁제거술이 대부분이었으나 최근 색전술(塞栓術)이 도입되어 많이 시행하고 있습니다. 자궁근종 색전술은 지름 1mm의 가느다란 도관을 사용해 자궁동맥을 투시 촬영하면서 자궁근종에 혈액을 공급하는 혈관을 찾아서 막아버림으로써 자궁근종을 괴사(壞死) · 퇴화시키는 방법입니다. 자궁을 보존할 수 있으므로 추후 임신과 출산이 가능하며, 자궁적출에 따른 상실감과 스트레스를 피할 수 있다는 것 또한 큰 이점입니다.

## 18 자궁적출을 하면 자궁암이 안 생깁니까?

자궁적출술은 외과적 수술로써 자궁을 절제하는 것입니다. 전부 제거하느냐, 일부 제거하느냐에 따라 전자궁적출술과 아전(亞全)

자궁적출술로 나뉩니다. 자궁근종이나 자궁내막증 또는 다른 이유로 자궁적출 수술을 받고 나면 자궁이 없으니 암에 걸리지 않고 검사도 필요 없으리라 생각하기 쉬운데, 자궁경부를 남기는 아전자궁적출의 경우는 자궁경부를 남기고 체부를 절제하는 것이므로, 남아 있는 자궁경부에 암이 생길 수 있습니다. 자궁내막암이나 자궁체부암처럼 자궁 체부에서 발생하는 암은 생기지 않겠지만 자궁경부는 수술받지 않은 사람과 똑같이 병에 걸릴 수 있다는 얘기입니다. 따라서 정기적 검진이 필요합니다.

또한 전자궁적출술로 자궁경부까지 모두 절제하더라도 질 부위의 발암 가능성이 남습니다. 드물기는 하나 질 부위에서도 상피이형증과 암이 생길 수 있기 때문입니다. 역시 정기적인 검사가 필요합니다.

## 19 임신을 계획했는데 자궁암 검사에서 이상 소견이 나왔습니다. 치료 후 아이를 가져야 하나요?

임신을 계획할 때 꼭 해야 할 검사 중의 하나가 자궁암 검사입니다. 자궁에 이상이 있는 것을 모르고 임신했다가 병이 발견되면 태아의 안전 때문에 치료에 제약이 따르고, 자칫하면 태아를 잃을 수 있습니다.

임신 후 자궁암 검사에서 이상 소견이 나왔을 때는 추가 검사를 통해 정확한 진단을 해야 합니다. 조직검사는 자궁경부에서 작은

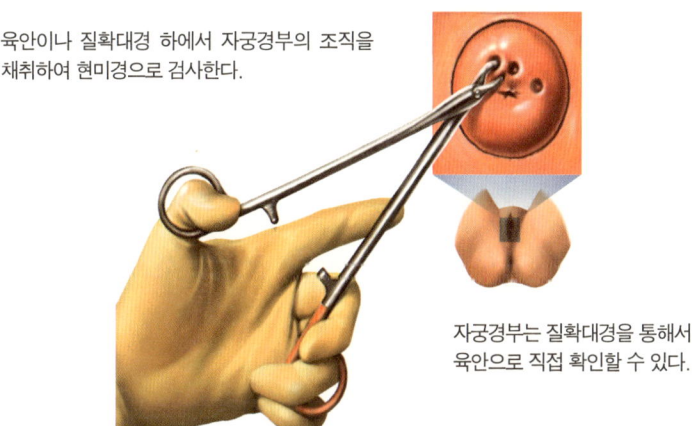

육안이나 질확대경 하에서 자궁경부의 조직을 채취하여 현미경으로 검사한다.

자궁경부는 질확대경을 통해서 육안으로 직접 확인할 수 있다.

**그림 4. 자궁경부 조직검사**

조직을 떼어내 현미경으로 암세포 유무를 확인하는 것입니다. 더 확실하게 눈으로 관찰해야 할 경우엔 질확대경 조직검사를 합니다. 이는 렌즈를 통해 자궁경부의 병변을 6~40배로 확대해서 보는 방법이며, 육안으로는 관찰하기 힘든 자궁경부이형증이나 미세침윤암(자궁경부암이 자궁경부 실질 조직을 미세하게 침윤한 자궁경부 초기 암)을 확인하면서 조직을 채취해 생검을 합니다. 질확대경은 현미경같이 확대해서 보는 기구이며, 조직생검은 일반 조직생검기구로 시행합니다.

이 같은 검사로도 암세포의 범위와 침윤 정도를 확인하기 어렵다면 임신 12주 이후 진

> 🍎 자궁적출 수술을 받았더라도 자궁경부가 남아 있는 경우, 즉 아전자궁적축술을 시행받은 경우 암이 생길 수 있다. 자궁내막암이나 자궁체부암처럼 자궁체부에서 발생하는 암은 생길 수 없지만 자궁경부는 수술받지 않은 사람과 똑같이 병에 걸릴 수 있다. 따라서 정기적 검진이 필요하다.

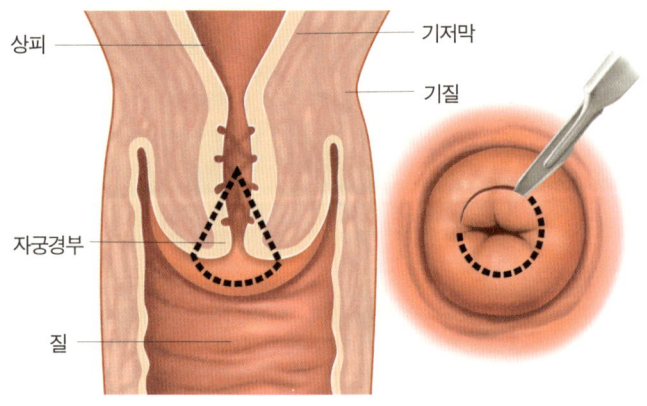

**그림 5. 자궁경부 원추절제술**

단과 치료 목적으로 자궁경부 원추절제술(conization, 자궁경부를 원추 모양으로 잘라내는 시술)을 시행할 수 있습니다. 만일 조직검사나 원추절제술 검사 결과 자궁경부 상피이형증이라면 치료 없이 분만 때까지 기다리고, 침윤성 자궁암이라면 즉시 치료를 해야 합니다.

## 20 바이러스가 검출됐는데 임신하면 태아에게 전염될까요?

자궁암 바이러스 즉 인유두종 바이러스(HPV)가 태아에게 미치는 영향은 거의 없는 것으로 알려져 있습니다. 임신 상태에서 태아가 바이러스에 감염되지는 않습니다.

하지만 감염 임부는 보다 세심한 관리가 필요할 수 있습니다.

HPV 종류 중 6번과 11번 등에 감염되었다면 콘딜로마(성병성 사마귀) 따위가 생기는데, 이러한 것이 임신 기간에 급속도로 커질 수 있습니다. 질을 막을 만큼 자라는 수도 간혹 있으며, 심한 통증을 유발하기도 합니다. 그런 경우에는 정상 분만이 힘들어집니다.

게다가 감염 여성에게서 태어나는 아기는 분만 시 바이러스에 노출될 위험이 무척 큽니다. HPV감염 여성의 분만 과정에서 태아에게 HPV가 노출될 수 있으며, 이 경우 태아의 후두 유두종을 유발할 수 있습니다. 임상적으로 천명음(喘鳴音) 즉 쌕쌕거리는 소리, 쉰 소리, 비정상적인 울음이나 기침, 호흡곤란 상태 등으로 나타날 수 있으므로 분만 후에 아기의 검진이 필요합니다.

## 21 자궁암도 여러 종류가 있다지요?

### 자궁경부암

자궁의 목 부분이자 입구인 자궁경부에 생기는 생식기 암입니다. 자궁경부암은 암이 되기 이전의 이상 상태, 즉 전암(前癌) 단계를 오랫동안 거치는 것으로 알려졌습니다. 정상세포와 암세포의 중간 단계인 이상세포가 상피조직에 국한된 자궁경부 상피이형증을 거쳐 상피 내에만 암세포가 존재하는 자궁경부 상피내암(0기암)으로 진행하고, 이 단계에서 치료하지 못하면 침윤성 자궁경부암이 됩니다. '침윤성'이란 자궁경부상피세포에서 발생한 암이 기저막을 뚫고 자궁경부 기질에 경부암세포가 침윤되는 것을 의미합니다.

자궁경부암은 전 세계 여성암의 15% 정도를 차지하며 선진국보다 개발도상국에서 더 흔합니다. 발생 연령의 범위가 넓어서 20세에서 70세 사이에 나타나고, 호발(好發)연령 즉 잘 걸리는 연령은 45~55세입니다.

한국중앙암등록사업 보고서에 따르면 1993년 4,269명, 2005년 3,668명의 환자가 발생했으니 점차 감소하는 추세라 하겠지만, 서구 선진국에 비하면 아직 발생률이 높은 편입니다. 여성의 악성 종양 중 갑상선암, 유방암, 위암, 대장암, 폐암에 이어 6위입니다.

감소 추세에도 불구하고 그 전단계인 자궁경부이형증(암 통계에 등록되지 않음)이나 상피내암(0기암)은 정기 검사에서 이전보다 많이 발견되고 있다는 점 또한 유의할 필요가 있습니다.

자궁경부암은 아르헨티나의 영부인이었던 에바 페론과 홍콩의 가수 겸 배우 메이옌팡(梅艷芳)의 목숨을 앗아간 병입니다. 이러한 유명인들의 죽음은 자궁경부암의 위험성과 조기검진의 중요성을 알리는 계기가 되기도 했습니다.

### 자궁경부 상피내 병변

상피(上皮)란 우리 몸의 가장 바깥 부분을 구성하고 있는 조직입니다. 피부와 모든 장기의 맨 바깥에 상피층이 있고, 그 아래에 기질(基質)이 있는데 이 두 층 사이의 경계를 형성하는 것이 기저막

(基底膜, 바닥막)입니다. 상피내암이란 암세포가 상피에는 존재하되 기저막까지는 침범하지 않은 상태를 말하며, 암 병기로는 흔히 0기암으로 이릅니다. 기저막을 침범한 경우는 침윤성 암으로 분류합니다.

## 자궁체부암

이미 설명했듯이 자궁의 암은 자궁 몸체에 생기는 자궁체부암과 입구에 생기는 자궁경부암으로 나뉩니다. 월경이 나오고 임신 시에 태아가 자리 잡는 자궁 내부를 피부처럼 덮고 있는 것이 자궁 내막(內膜)인데, 자궁체부암의 대부분은 이 내막 세포에 생기는 자궁내막암입니다. 자궁내막암은 서구 선진국 여성이 많이 걸리며, 개발도상국과 아시아에서는 발생률이 서구의 4분의 1에서 5분의 1 정도입니다.

우리나라에서도 자궁내막암의 발생빈도가 자궁경부암보다 크게 낮으나, 생활수준의 빠른 향상으로 평균수명이 연장되고 식생활이 서구화되는 가운데 내막암이 증가하는 추세를 보이고 있습니다.

한국중앙암등록사업 보고서에 따르면 자궁체부암은 자궁내막암과 자궁육종으로 나뉠 수 있는데, 2002년 자궁체부암은 869건이 등록되었고 그중 744건이 자궁내막암이었으나, 2005년에는 자궁체부암 1,273건 중 자궁내막암이 1,146건이었습니다.

### 자궁내막증식증

자궁내막증식증이란 자궁내막이 병적으로 증식하는 상태로서, 비정상적인 자궁 출혈을 동반합니다. 자궁내막암과 동시에 나타나거나 그 전구증상일 수 있기 때문에 유념해야 합니다. 자궁내막증식증과 자궁내막암은 치료 방침과 예후가 다른 만큼 감별진단이 중요합니다.

자궁내막증식증 치료에서 주되게 고려하는 점은 조직학적 양상과 환자의 나이입니다. 조직학적 양상에 따라 단순성 증식, 복잡성 증식, 단순비정형성 증식, 복합비정형성 증식으로 분류합니다.

자궁의 보존을 원하지 않는 경우에는 자궁적출술을 시행할 수 있고, 보존을 원한다면 황체 호르몬으로 치료하면서 면밀하게 추적 관찰을 할 수도 있습니다. 조직학적으로 비정형성을 보이거나, 치료에도 불구하고 자궁내막 증식이 지속되는 경우에는 자궁을 적출합니다.

### 자궁체부육종(자궁육종)

자궁 근육이나 자궁을 지지하는 구조물에 발생하는 매우 드문 암입니다. 근육에서 발생하므로 내막에서 발생하는 자궁내막암과는 다릅니다.

암은 악성 종양으로, 그 조직이 기원하는 세포에 따라 암종(癌

腫, carcinoma)과 육종(肉腫, sarcoma)으로 나뉩니다. 정확히 표현하자면 종양의 실질이 상피조직으로 되어 있는 악성 종양을 암종이라 하고, 중간엽(中間葉) 조직에서 기원한 결합조직, 뼈, 근육 등에 기원을 둔 악성 종양을 육종이라고 합니다. 자궁체부육종은 이름 그대로 육종에 속하며, 자궁내막암은 자궁체부에 생기는 암종입니다.

자궁체부육종은 진행이 빠르고 초기 병변의 수술적 제거 외에는 효과적인 치료법이 아직 없으므로 자궁내막암에 비해 예후가 좋지 않습니다.

증상은 생리와 무관한 질 출혈이나 폐경 이후 출혈, 하복부 종괴(腫塊, 조직이나 장기의 일부에 생긴 경계가 분명한 응어리로, 암의 한 형태인 경우가 많음. '덩이'라고도 함), 복통이나 복부 충만감, 혹은 빈뇨(소변이 자주 마려움) 등이며, 증상이 없는 경우도 있습니다. 자궁의 물혹이나 근종 등 양성 종양이라고 진단받은 후 수술 후 병리 소견 결과에서 우연히 진단되기도 합니다.

암은 악성 종양으로, 그 조직이 기원하는 세포에 따라 암종과 육종으로 나뉜다. 정확히 표현하자면 종양의 실질이 상피조직으로 되어 있는 악성 종양을 암종이라 하고, 중간엽 조직에서 기원한 결합조직, 뼈, 근육 등에 기원을 둔 악성 종양을 육종이라고 한다.

자궁경부암은 전 세계 여성암의 15% 정도를 차지하며 선진국보다 개발도상국에서 더 흔하다. 발생 연령의 범위가 넓어서 20세에서 70세 사이에 나타나고, 잘 걸리는 연령은 45~55세이다. 아르헨티나의 영부인이었던 에바 페론과 홍콩의 가수 겸 배우 메이엔 팡의 목숨을 앗아간 병이다.

# 증상과 진단

**22 평소에 냉이 많고, 피곤하면 냄새도 나는데 자궁암과 관계있나요?**

하루에도 몇 번씩 팬티를 갈아입을 정도로 냉이 많은 분들이 병원에 자주 찾아옵니다. 몸이 피곤할 때면 냉에서 좋지 않은 냄새까지 나서, 큰 병에 걸린 게 아닌지 걱정된다고들 합니다. 이러한 증상이 반복되고 치료를 받아도 잘 낫지 않는 경우에는 자궁암이 아닐까 하는 생각도 들게 마련입니다.

냉은 자궁경부와 질벽의 땀샘 같은 곳에서 만들어지며 질 안의 정상세균에 의해 산성으로 유지됩니다. 나이나 생리 주기에 따라서 냉의 양은 다를 수 있는데, 젊은 여성이나 배란기 즈음에 냉이 증가하는 것은 정상입니다. 하지만 몸이 아주 피곤하거나 과도한 질 세정으로 질 내 세균의 균형이 깨졌을 때는 냉의 양이 많아지면서 나쁜 냄새도 나게 됩니다. 따라서 냉이 많다고 해서 곧 자궁암이 아닐까 걱정할 필요는 없습니다.

하지만 자궁경부암이 진행된 경우에는 종양 세포의 괴사(壞死)에 따라 냉이 많아지고 역한 냄새를 동반하는 수가 있기 때문에 냉 증상이 심한 분은 산부인과 진찰을 해보는 것이 좋습니다.

## 23 생리 때도 아닌데 질에서 피가 나옵니다. 혹시 자궁암 아닐까요?

질 출혈이란 여성의 질을 통하여 피가 나오는 현상을 통틀어 이르는 말입니다. 자궁경부의 이상으로 발생하는 경우 외에 자궁 내 출혈이 있는 경우, 질벽이 얇아져서 생기는 경우 등이 있습니다. 자궁암의 대표 증상 중 하나가 성교 후 질에서의 출혈입니다.

기능성 자궁출혈, 자궁근종, 자궁내막암, 난소암 등 질 출혈을 보이는 병변이 여러 가지이므로 먼저 검사를 해야 합니다. 자궁경부의 문제 같다면 자궁경부질 세포, 자궁경부 확대경검사를 하며, 자궁 내의 출혈로 판단되면 초음파나 자궁내막 검사가 필요할 수 있습니다. 폐경 이후 호르몬 치료를 받지 않

> 몸이 아주 피곤하거나 과도한 질 세정으로 질 내 세균의 균형이 깨졌을 때는 냉의 양이 많아지면서 나쁜 냄새도 난다. 자궁경부암이 진행된 경우에는 종양 세포의 괴사에 따라 냉이 많아지고 역한 냄새를 동반하는 수가 있기 때문에 냉 증상이 심한 분은 산부인과 진찰을 해보는 것이 좋다.

는 여성에게선 위축성 자궁내막염이나 질염에 의한 출혈도 보일 수 있습니다.

자궁암이 진행된 환자의 경우에는 지속적인 다량의 질 출혈이 악취를 동반한 질 분비물과 함께 생길 수도 있습니다.

## 24 오래 서서 일을 하거나 피곤하면 아랫배가 묵직하고 골반 쪽이 아픈데요?

골반 통증의 원인은 여러 가지이고, 그에 따라 검사 방법도 다양합니다. 대부분의 경미한 통증은 생리 때 흔히 겪는 것이지만, 그와 별도로 하복부에 찌르는 듯한 통증이 지속되거나, 골반이 묵직하면서 땅기거나, 자궁이 밑으로 빠지는 듯한 느낌이 드는 등 다양한 증상이 있습니다. 치료에도 불구하고 통증이 사라지지 않는 것을 만성 골반통이라고 합니다. 이러한 골반통은 자궁근종, 자궁선근종(子宮腺筋腫, 자궁내막 조직이 자궁 근층으로 침범하는 질환으로 생리통이나 생리과다의 증상이 발생할 수 있음), 자궁내막증, 골반울혈증후군, 난소종양, 진행된 자궁경부암 등이 원인일 수 있습니다. 특히 자궁암이 많이 진행된 경우에 종양이 골반벽을 침윤하면 다리에 심

> 질 출혈이란 여성의 질을 통하여 피가 나오는 현상을 통틀어 이르는 말이다. 자궁경부의 이상으로 발생하는 경우 외에 자궁 내 출혈이 있는 경우, 질벽이 얇아져서 생기는 경우 등이 있다. 자궁암의 대표 증상 중 하나가 성교 후 질에서의 출혈이다. 폐경 이후 호르몬 치료를 받지 않는 여성에게선 위축성 자궁내막염이나 질염에 의한 출혈이 보일 수 있다.

한 통증이 옵니다. 골반통이 오래 지속되면 산부인과 진찰을 받아야 합니다. 방광경, 내시경 등의 검사가 필요할 수도 있습니다.

자녀를 많이 낳은 시골 할머니들이 종종 '오래 서 있으면 아래가 뻐근하고 밑이 빠질 것 같다'고 호소하는데, 이는 정상 질식(膣式) 분만을 여러 번 한 탓에 골반근육이 약화돼 자궁탈출증(자궁이 정상의 위치보다 내려앉아 자궁이 질 밖으로 빠져나오는 질환)이 생긴 것인 경우가 많습니다. 이럴 때는 질을 통해 자궁을 적출하고 늘어난 골반근육을 당겨주는 수술을 합니다. 최근에는 자궁탈출증의 치료를 위해 자궁을 절제하지 않고 인공 조직으로 자궁을 고정하는 수술방법이 시도되기도 합니다.

## 25 자궁경부암 검진은 언제부터 받아야 합니까?

얼마 전에 대한산부인과학회와 국립암센터가 공동으로 마련한 '자궁경부암 조기검진 권고안'에서는 20세 이상이거나 성관계를 경험한 모든 여성은 매년 한 번씩 자궁경부질세포 검사를 받을 것을 권장하고 있습니다. 단, 성관계의 경험이 없는 사람은 조기검진 대상에 포함되지 않습니다. 검진 주기는 1년 간격이 표준이지만, 산부인과 전

생리 기간은 되도록 피하고, 생리 시작일로부터 10~20일 사이에 자궁경부암 검진을 받는 게 좋다. 하지만 생리 때가 아닌데 출혈이 있든지 질 분비물에서 악취가 나는 등의 증상이 보이면 언제라도 검사를 받는 편이 좋다.

문의 판단과 진단·치료·추적검사의 필요성에 따라 조절할 수 있습니다.

생리 기간은 되도록 피하고, 생리 시작일로부터 10~20일 사이에 검진하는 게 좋습니다. 하지만 생리 때가 아닌데 출혈이 있든지 질 분비물에서 악취가 나는 등의 증상이 보이면 곧 검사를 받는 것이 좋습니다. 검진 시엔 이틀 전부터 성관계, 탐폰 사용, 질 세척, 약물이나 윤활제의 질내 주입, 피임약 복용 등을 하지 말아야 정확한 결과를 얻게 됩니다.

조기검진의 목적은 자궁경부암을 그 전구 질환, 즉 암 발생에 앞서는 자궁경부이형증 단계에 발견해 막아내려는 것입니다. 자궁경부암 이전 단계인 자궁경부이형증은 침윤성 암에 비해 훨씬 치료가 쉽고 완치율이 높기 때문입니다.

1940~1971년 사이에 태어난 사람은 모친이 임신 중 합성 에스트로겐인 디에틸스틸베스테롤(DES diethylstilbestrol, 유산의 위험이 크다고 판단되는 여성에게 처방되었던 호르몬 제제)을 복용했을 가능성이 있습니다. 이 경우에는 드물지만 자궁암 발병 가능성이 있으므로 담당 의료진에게 알려야 합니다.

## 26 자궁경부암의 조직검사는 받기가 까다로운가요?

입원할 필요 없이 외래에서 간단한 조직생검술로 자궁경부 일부 조직을 떼어내 현미경으로 검사하면 며칠 내로 자궁경부암 여부를 확진할 수 있습니다.

　일반적으로 자궁경부의 관찰에는 질경(膣鏡, 질확대경)을 이용하는데, 질확대경 검사와 조직 검사만으로 암세포의 범위와 침윤 정도가 확실히 나타나지 않을 경우엔 원추절제술을 시행하기도 합니다(그림 5). 자궁경부원추절제술은 자궁경부를 원추 모양으로 잘라내는 시술로, 자궁경부암의 진단에 활용되기도 하고, 질환이 국한돼 있는 경우에는 치료 목적으로 시술 할 수도 있습니다.

## 27 자궁암 검사 결과 이형증이라는데 암이 될 가능성이 큽니까?

　자궁경부암은 처음부터 암으로 발생하는 게 아닙니다. 자궁경부 상피에 비정상세포가 나타나는 이형증(異形症) 단계를 거쳐 5년 내지 10년 후에 암으로 발전합니다. 일단 미세침윤암이 되고 나면 진행 속도가 빨라져 3년 가량 지나면 육안으로도 종양이 보이게 됩니다. 이에서 알 수 있듯이, 자궁경부암은 암 전단계를 거치는 시간이 상대적으로 길기 때문에 조기진단이 가능하며, 조기치료 시 완치가 가능합니다.

　자궁경부의 전암성(前癌性) 병변인 이형증 중에서도 자궁경부 상피의 기저층 즉 아래쪽 3분의 1만 비정형세포로 바뀌었을 때를 경도의 이형증(또는 이형증 1기)이라 하고, 중간층까지 3분의 2가 비정형세포로 바뀌었으면 중등도의 이형증(이형증 2기), 표피층까

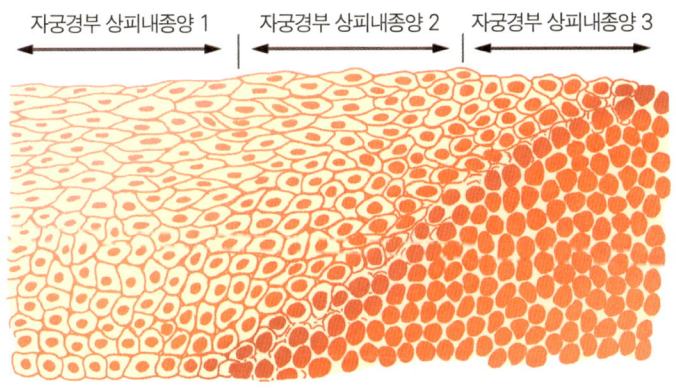

그림 6. 자궁경부 상피내종양 모식도

지 자궁경부 상피 전체가 비정형세포로 바뀌었으면 중증의 이형증 (이형증 3기)이라고 합니다(그림 6).

경도의 이형증이라도 자궁암 발생과 관계 깊은 인유두종 바이러스가 발견되면 더 유의해서 치료해야 하며, 적어도 3개월에서 6개월 사이에 재검사하여 또다시 이형증이 보인다든지 다른 위험 요소가 추가되면 보다 적극적인 검사나 치료를 해야 합니다.

중등도 이상의 이형증은 진단 즉시 치료를 시작하는데, 치료법은 국소파괴요법과 수술요법이 있습니다. 국소요법으로는 자궁경부 전기소작술, 냉동요법, 레이저 요법이 있고 수술요법으로는 원추절제술과 자궁적출술 등이 있습니다. 요즘은 LEEP(loop electro-surgical excision procedure, 자궁경부 루프 환상투열절제술로 루프 형태의 관을 자궁경부로 통과하면서 병변 부위를 절제하는 것)라는 비교적 간단한 방법으로 자궁적출을 하지 않고 입원하지 않은 채 외래에서 이형증 치료가 가능합니다. 간단하면서 결과가 우수한 치료법으로 평가되고 있습니다.

## 28 조기 자궁경부암이란 어떻게 규정하는 건지요?

자궁경부암 진단을 받으면 우선 병기(病期)를 판정하게 됩니다. 병기는 1기부터 4기까지 있는데, 어느 병기에 해당하는지를 확인하는 것입니다.

병기는 여러 단계를 거쳐서 결정됩니다. 자궁경부질세포 도말(塗抹)검사(검사물을 슬라이드 글라스에 얇게 발라 현미경으로 검사하는 방법) 결과 비정상세포가 발견되면 질확대경검사와 조직생검을 합니다. 경우에 따라서는 자궁경부 원추절제술을 쓸 수도 있습니다.

초기 병변이라면 원추절제술 시행이 치료 결정에서 매우 중요합니다. 원추절제술을 하여야 충분히 병변의 깊이를 가늠할 수 있기 때문입니다. 자궁경부암 1기는 병변이 4cm 미만으로 자궁경부에 국한된 것을 말하는데, 이중 초기 병변이란 자궁경부 침범이 제한적이어서 깊이 5mm 미만, 넓이 7mm 미만인 것으로 정의됩니다.

초기 병변으로 진단되더라도 원추절제술 후 대개 추가적 치료를 합니다. 환자가 향후 임신을 원하는지 여부에 따라 치료 방침을 정합니다. 최근에는 자궁경부를 절제하더라도 임신이 가능한 수술적 방법이 개발되어 있습니다(병기에 관한 추가 설명은 뒤의 45번 참조).

## 29 국소진행성 자궁경부암이란 무엇인가요?

자궁경부암이 자궁경부를 벗어나 주위 조직으로 침범하는 경우를 국소진행성 자궁경부암이라고 부릅니다. 흔히 침범되는 조직은 옆으로 자궁경부와 골반을 연결하는 자궁방조직(자궁옆조직), 아래로는 질, 앞뒤로는 방광과 직장 방향의 연부(軟部)조직입니다. 이처럼 종양이 자궁경부 밖을 침범하면 병기 2가 됩니다.

일차적으로 질과 항문의 내진검사를 통해 종양이 주위 조직을 침범했는지 확인하고, MRI(magnetic resonance imaging, 자기공명영상) 등의 검사로 더 상세한 결과를 얻게 됩니다. 국소진행성 자궁경부암은 방사선치료와 항암화학치료의 병합요법으로 비교적 좋은 치료 성적을 기대할 수 있습니다.

## 30 자궁경부염도 자궁암과 관련이 있습니까?

여성들이 산부인과에서 흔히 진단받는 질환으로 자궁경부염이 있습니다. 자궁경부 미란(糜爛)이라고도 하는 이 염증은 기계적 자극이나 세균 때문에 발생하는 것으로서, 자궁경부질세포 도말검사의 5단계 항목 중 1단계의 결과를 보입니다. 종종 자궁 내 피임

기구 따위의 자극에 의해서도 생기는데, 원인에 따라 산부인과 진찰 후 치료를 받아야 병이 커지지 않습니다. 세균에 의한 염증은 나팔관으로 옮겨 가서 불임의 원인이 될 수 있습니다.

하지만 자궁경부 염증과 자궁암은 관련이 없습니다. 덧붙여, 자궁암의 선별검사 방법으로 많이 쓰이는 세포 도말검사를 할 때 염증이 심하면 정확한 결과를 얻기가 힘들어지므로 염증 치료 후에 다시 검사할 것을 권합니다.

## 31 임신 초기의 자궁경부염은 어떻게 치료하지요?

임신을 확인하면 혈액검사를 비롯한 기초검사를 하게 되는데, 거기엔 자궁경부질세포도 포함됩니다. 드물기는 하지만 임신 초기에 자궁암이 발견되는 수가 있고, 이를 간과할 경우 임신과 함께 암도 진행되기 때문에 꼭 필요한 검사입니다.

세포 도말검사 결과 염증이 발견되더라도 반드시 치료에 들어가는 것은 아닙니다. 임신했을 때 모체에 생기는 여러 변화 중 하나가 자궁경부의 변화입니다. 자궁경부는 초기에는 임신을 유지시키고 후기에는 출산에 대비하기 위해 시기별로 변화를 겪게 됩니다. 예를 들어 임신 초기에는 자궁경부가 단단하고, 점액으로 자궁경관이 막혀 있어 임신 유지를 돕고, 임신 후기에는 자궁경부가 부드럽게 풀어져서 분만을 대비하게 됩니다. 임신이라도 명백한 자궁경부의 염증이 있다면, 임신 주수에 따라서 주치의와 상의하여 적절한 치료를 받아야 합니다.

## 32 자궁경부질세포 검사는 어떤 것인가요?

보통 '팝스미어(pap smear, pap은 자궁경부질세포 검사를 처음 시작한 파파니콜라우를 지칭)'라고 불리는 이 검사는 질확대경을 넣어 자궁경부를 보면서 세포 채취용 솔로 자궁경부와 질의 세포를 얻은 뒤 유리 슬라이드에 도말하여(즉 발라서) 보는 검사로 자궁경부질세포 검사로도 명명됩니다.

비교적 간단하고 통증이 없으며 가격이 저렴해서 매우 좋은 검사이나, 한 가지 단점이 있다면 위음성률(僞陰性率), 즉 병변이 있는 경우에도 정상으로 판정되는 경우가 매우 많다는 점입니다. 이 때문에 매년 검사를 해야 합니다. 최근에는 인유두종 바이러스 검사, 자궁경부 확대촬영 검사 등이 보조적으로 쓰이고 있습니다.

## 33 질확대경 검사란 어떤 것입니까?

질확대경 검사는 자궁경부질세포 검사 결과 혹은 육안으로 보아 이상이 발견된 경우에 주로 시행하는 검사로, 자궁경부암이나 자궁경부암의 전단계 병변을 진단하기 위한 것입니다. 외래에서 검사할 수 있으며, 마취가 필요 없습니다. 자궁경부를 특수한 검사액으로 염색하여 특이 병변을 보다 정밀하게 찾아냅니다.

### 34 자궁경부암 검사 결과 비정상이라는데 암이라는 말인지요?

비정상이라는 말이 곧 암을 뜻하지는 않습니다. 자궁경부암은 잠복기간이라고 할 수 있는 수년간의 전 단계가 있으며, 이를 자궁경부이형증이라 합니다. 자궁경부이형증은 1(경증), 2(중등도), 3(중증) 세 단계로 분류됩니다. 이런 상태에 대한 의사의 언급을 환자가 자궁경부암이라는 의미로 오해할 수도 있습니다.

이형증 시기에는 대부분 증상이 없으므로 정기적으로 암검사를 해야 조기에 발견할 수 있으며, 비교적 간단한 처치와 원추절제술 등으로 치료가 가능합니다. 그러나 일단 암세포가 기저막을 뚫고 실질 내로 침범하게 되면 침윤성 자궁경부암이라 해서 다른 조직이나 장기로 암세포가 퍼져 나갈 수 있기 때문에 치료가 간단치 않습니다. 이때에는 암의 파급 정도를 확인하는 기초 검사를 하고 그 결과에 따라 적절한 치료 방침(수술·방사선치료·항암치료 등)을 정해야 합니다.

### 35 질초음파 검사로도 자궁경부암을 진단하나요?

자궁경부암의 진단에는 자궁경부질세포 검사, 질확대경 검사, 조직검사 등이 주로 쓰이고 질초음파검사의 역할은 제한적입니다. 초음파 검사로 자궁경관과 자궁체부 근육층(자궁벽)의 종양 침범

상태를 어느 정도 관찰할 수 있긴 하지만, 자궁경부암 진단이 나오면 통상 MRI 즉 자기공명영상 검사로 암의 침윤 범위를 확인하기 때문에 질초음파 검사는 별다른 역할을 하지 않습니다.

## 36 자궁경부암은 어떻게 퍼지고 전이되나요?

자궁경부암은 크기가 커지면서 인근 조직들, 즉 자궁과 골반벽을 연결하는 인대와 관련 조직, 골반 내 기관인 방광과 직장을 침범하게 됩니다. 가장 흔한 전이 경로인 림프절(림프샘=림프선=임파선)을 따라서 전이가 되기도 합니다. 예컨대 먼저 골반 림프절에 옮겨 가고, 복부 및 흉부 림프절을 따라서 번져 갑니다.

종종 암세포가 혈관을 침범하여 폐나 간 같은 멀리 있는 다른 장기로 전이돼 그곳에 종양이 생길 수도 있습니다. 드물게는 복막을 통해 전이되기도 하는데, 이런 경우 복수가 차거나 장폐색을 유발할 수 있습니다.

대개 자궁경부 종양조직의 크기 등 특성을 보고 전이 가능성을 예측하게 됩니다. 일차 검진을 받은 후 주치의와 상의하여 전이 여부를 확인하는 영상검사(흉부 CT, PET/CT, MRI)를 시행하게 됩니다. 영상검사에서 전이 의심 부위가 확인되면 조직검사를 할 수도 있고, 경우에 따라서 간단한 수술적 진단과 치료를 시행할 수도 있습니다.

### 37 자궁내막암의 증상은 무엇인가요?

자궁내막암에서 가장 흔한 증상은 비정상적인 질 출혈과 질 분비물로, 환자의 약 90%에서 나타납니다. 폐경 전 과다월경이나 폐경 전후에 비정상적인 질 출혈이 있는 경우에는 자궁내막암 검사를 받아야 합니다. 때로는 자궁경부가 병변으로 막혀서 출혈이 나타나지 않는 경우가 있습니다. 다음으로 중요한 증상은 비정상적인 질 분비물입니다. 처음에는 옅으나 곧 피가 섞인 혈성대하(血性帶下)가 됩니다.

자궁내막암의 다른 증상으로 자궁 비대나 배뇨 곤란, 성교 시 통증이 있고, 암이 자궁 밖으로 전이된 경우엔 골반통, 하복통, 혈뇨, 빈뇨, 변비, 직장 출혈, 요통 등이 생길 수 있습니다. 복강 내로 전이되면 복부 팽창, 조기 포만, 장폐색 등이 나타나기도 합니다.

자궁내막암으로 진단된 환자의 5% 미만에서는 아무 증상도 없었습니다.

### 38 가족 중에 대장암 환자가 두 명 있는데 자궁내막암과 연관이 있을까요?

자궁내막암과 대장암, 요관암, 전립선암, 난소암은 발병 장기는 달라도 발병의 근원을 보면 동일한 유전자의 돌연변이 때문일 수 있습니다. 실제로 MMR 유전자라고 불리는 DNA 불일치 복구 유전자(*MLH1*, *MSH2*, *MSH6*, *PMS2* 등)의 돌연변이에 의해 유전성 비용종성 대장암이 발병할 수 있으며, 돌연변이 보유자의 경우 자궁내막암과 대장암의 평생 발병률이 60%나 되고, 난소암 발병 가능성은 약 10%에 이릅니다.

이러한 암의 가족력이 있는 경우, 의사와 상의해서 전문가의 상담과 적절한 유전자 검사를 받으면 향후 가족 구성원의 암 발병 가능성을 어느 정도 예측하여 예방하거나 조기발견할 수 있습니다.

## 39 유방암 때문에 타목시펜을 복용하면 자궁내막암이 생길 수 있습니까?

최근 연구에 의하면 유방암 치료제로 많이 사용되는 타목시펜이 자궁내막암의 발생과 관계가 있다고 합니다. 하지만 자궁내막암 발생의 위험도보다 유방암 치료 효과가 더 크다고 판단해 대부분 그냥 쓰고 있습니다.

타목시펜을 복용하는 환자는 매년 산부인과 검사를 받고, 생리 외의 출혈이 있으면 신속히 전문의의 진료를 받아야 합니다. 그 경우 흔히 질초음파 검사나 자궁내막 조직검

자궁내막암에서 가장 흔한 증상은 이상 질 출혈과 질 분비물로, 환자의 약 90%에서 나타난다. 폐경 전 과다월경이나 폐경 전후에 이상 질 출혈이 있는 경우, 비정상적인 질 분비물, 즉 옅으나 피가 섞인 혈성대하가 있는 경우, 자궁 비대나 배뇨 곤란, 성교 시 통증이 있는 경우 등이다.

사를 시행하며, 필요하면 투약 중단 혹은 다른 약제로의 변경을 고려하게 됩니다.

타목시펜 복용 환자가 정기적으로 질초음파 검사와 조직검사를 받는 게 효과적인지에 대해서는 아직 이견이 있습니다. 그렇더라도 타목시펜을 복용 중인 유방암 환자는 정기적으로 부인과 진찰을 받는 편이 안전할 것입니다. 이에 대해서는 담당의사와 상의하십시오.

## 40 어떤 유형의 사람이 자궁내막암에 잘 걸리는지요?

자궁내막암에 걸리기 쉬운 사람은 다음과 같습니다.

1. 나이가 든 사람이 더 많이 걸리는 편입니다. 특히 폐경 이후에는 난포 호르몬 비의존성 종양이 잘 생기는데, 이는 젊은 여성에게 많은 난포 호르몬 의존성 종양보다 예후가 나쁘다고 알려져 있습니다.

2. 정상 체중보다 10~20kg쯤 더 나가는 경우 자궁내막암 발생률이 3배로 증가하고, 20kg 이상의 과체중일 때는 발생률이 10배나 되는 것으로 알려졌습니다. 이는 부신(副腎)에서 생성된 안드로스테론이라는 호르몬이 말초조직, 특히 지방조직에서 위험성을 높이기 때문이라고 합니다. 그 외에도 여러 가지 기전이 관여합니다.

3. 모계나 부계에 암 병력, 특히 자궁내막암과 대장암의 병력이

있는 경우에 유전성 자궁내막암과 대장암의 발병이 크게 증가합니다. 이 같은 유전적 성향이 있는지를 알려면 전문가와 상담해 가계도를 그려 보고, 위험도가 높다고 의심된다면 유전 상담과 유전자 검사를 받아야 합니다. 그래야 적절한 예방 수칙, 정기검진, 조기 예방 수술 등을 통해서 암 발생을 원천적으로 차단하거나 조기진단·치료를 할 수 있습니다.

4. 출산 경험이 없는 사람, 무배란성 월경에 의한 불임증 또는 월경불순이 있는 사람, 폐경이 늦은 사람, 폐경 후 난포 호르몬 단독 치료를 받은 사람, 타목시펜을 복용한 사람, 당뇨가 있는 사람 등에게 자궁내막암이 생길 가능성이 높다고 합니다. 흡연과는 별 관련이 없는 것으로 알려졌습니다.

5. 난소에 여러 개의 물혹이 생기는 다낭성(多囊性) 난소증후군이 있으면 난포 호르몬이 과다하게 생산될 수 있고, 그럴 경우 자궁내막암의 발생빈도가 높아집니다. 심혈관계 질환, 유방암 등의 빈도도 증가합니다.

6. 황체 호르몬(프로게스테론. 난소의 황체에서 분비되는 여성호르몬)은 자궁내막 증식 억제 기능, 난포 호르몬은 자궁내막 증식 기능이 있는데 황체 호르몬에 의한 균형이 없이 난포 호르몬에만 장기간 노출되는 것은 자궁내막암 발병과 관련이 있다고 알려져 있지만 반대로 황체 호르몬이 첨가된 대부분의 피임제를 복용한 여성은 자궁내막암의 발생 위험도가 낮아진다고 보고되어 있습니다.

7. 자궁경부암과 달리 자궁내막암은 성관계와의 뚜렷한 관련이

입증되지 않았습니다.

8. 자궁내막암의 약물요법에 호르몬 요법이 있는데 종양세포에 난포 호르몬 수용체 또는 황체 호르몬 수용체의 발현이 있는 경우에는 치료에 크게 도움이 되는 것으로 평가됩니다. 황체 호르몬 요법은 합병증이 경미하고 전신적으로 투여하기 때문에 재발 방지 목적에 이상적이라 하겠으나, 실제 연구결과들을 보면 기대에는 못 미치고 있습니다.

## 41 자궁내막암도 조기에 진단할 수 있나요?

자궁경부암은 선별검사(환자가 증상을 느끼기 이전에 암을 찾는 검사)라 하여 조기에 알아내는 방법이 잘 정립되어 있습니다. 하지만 자궁내막암에는 아직 효과적인 선별검사가 없는 실정입니다. 따라서 자궁내막암 발병의 위험인자를 가지고 있는 경우, 특히 황체 호르몬 없이 난포 호르몬만으로 호르몬 대체요법을 받은 경우, 폐경 전후에 부정기적인 질 출혈이 있는 경우에는 정기적으로 산부인과 검진을 받는 게 좋습니다. 질초음파를 통하여 자궁내막의 두께와 양상을 확인할 수 있고, 의심스러운 경우에는 질 초음파 자궁조영술, 자궁내막 흡인생검, 자궁내막 소파수술 등을 해볼 수 있습니다.

**42 자궁경부질세포 검사에서 정상이라고 한 지 얼마 안 되어 자궁내막암 진단을 받았습니다. 그럴 수 있나요?**

자궁암 검사라고 할 때는 대개 자궁경부질세포 검사를 이르는데, 이는 자궁경부암을 조기진단하기 위한 선별검사입니다. 따라서 자궁내막암에 걸렸다 해도 자궁경부질세포 검사에서는 정상으로 나올 수 있습니다. 자궁내막암의 30~50%만이 자궁경부질세포 검사에서 비정상 결과를 보이는 것으로 알려졌습니다.

**43 초음파 검사 후 자궁내막이 두껍다며 조직검사를 하자는데, 어떤 의미인가요?**

초음파 검사에서 자궁내막이 두껍게 나타났다면 자궁내막용종, 자궁내막증식증, 자궁내막하 근종 등의 양성 질환뿐 아니라 자궁

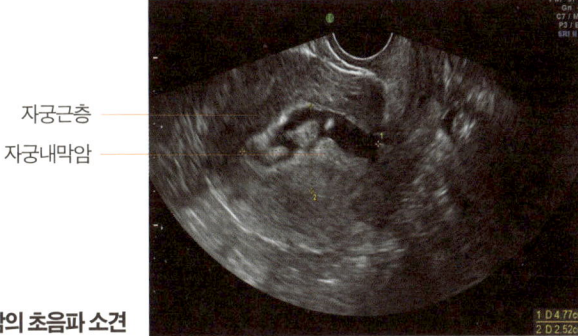

그림 7. 자궁내막암의 초음파 소견

내막암의 가능성도 있기 때문에 자궁내막 소파술(자궁경부를 넓혀 준 후 기구를 집어 넣어 자궁내막 조직을 채취하는 것) 등을 통한 조직 검사로 감별해야 합니다.

## 44 종양 표지물질 CA-125의 수치가 높게 나왔다는데 자궁내막암과 관련이 있습니까?

종양 표지물질이란 암세포가 있는 것을 나타내어 주는 물질로 그 중 하나가 CA-125입니다. CA-125는 고분자의 당단백으로 난소암 및 자궁내막암 등의 부인과계 암에서 증가하는 물질로 혈액검사를 통해 알 수 있습니다. 이는 자궁내막암뿐 아니라 난소암 등 다른 종양에 의해서도 증가할 수 있고, 양성 질환에서도 증가할 수 있습니다. 따라서 그 수치가 자궁내막암 진단에 크게 도움이 되지는 않지만, 치료 전 수치가 높았던 경우 치료의 반응도를 평가하거나 재발 여부를 판별하는 데 유용하므로 대부분의 환자에게 검사를 시행합니다.

## 45 자궁암의 병기는 어떻게 정하나요?

### 자궁경부암

병기를 크게 1기부터 4기까지로 나눕니다. 0기는 상피 내에만 암세포가 존재하는 경우로 상피내암이라고도 하며, 다른 곳으로 전이되지 않기 때문에 암으로 분류하지 않습니다. 1기는 암이 자궁 입구(경부)에 국한되어 있는 경우, 2기는 자궁 입구를 넘어서 질벽 상부 3분의 2까지 번진 경우 또는 주위 조직에 침윤된 경우, 3기는 암의 질벽 침윤이 하부 3분의 1로 넘어왔거나 골반벽 침윤 또는 요관 침윤으로 신장이 부은 경우, 4기는 주변 장기를 침범하거나 원

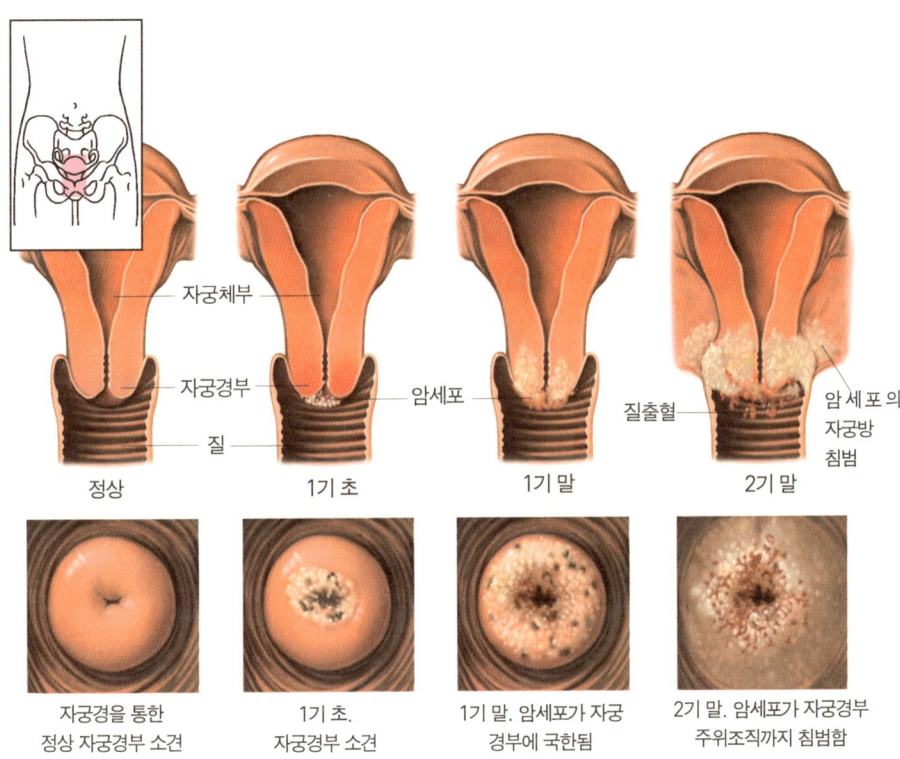

그림 8. 자궁경부암 병기

격전이가 된 경우를 이릅니다.

### 자궁체부암

자궁체부암도 1기부터 4기까지로 분류합니다. 1기는 암이 자궁체부에 국한되어 있는 경우, 2기는 자궁경부 깊이 침범하여 자궁경부 실질조직으로 전이된 경우, 3기는 암이 자궁체부를 뚫고 복강 내로 나온 경우, 난소나 난관 전이가 있는 경우, 질이나 자궁방(자궁경부 옆 조직)을 침범한 경우, 골반이나 대동맥 림프절 전이가 있는 경우 등이며, 4기는 방광이나 장 점막을 침범한 경우, 원격전이가 된 경우입니다. 최근에는 영상의학 기술이 발달하여 수술 전에 질환이 얼마나 전이됐는지를 알아볼 수 있지만, 최종적 병기는 수술 뒤 한두 주일 만에 나오는 조직검사 결과를 보고 확정합니다.

### 자궁체부육종

자궁체부암과 마찬가지로 1기부터 4기까지 있습니다. 1기는 암이 자궁에만 국한된 경우, 2기는 골반에 국한된 경우, 3기는 복강에 전이된 경우, 4기는 방광·직장을 침범하거나 원격 전이가 된 경우입니다.

## 46 자궁암으로 진단받으면 CT와 MRI를 찍어야 합니까?

조직검사 등을 통해 자궁암이라는 진단이 나오면 병기 설정을 위해 추가검사가 필요합니다. 병기 설정이란 병의 진행 정도를 확인하는 것으로, 병기에 따라 수술이나 방사선요법 등의 치료 방법이 정해지고 예후가 나옵니다.

우선 방광경과 에스(S)결장경 검사를 하게 되는데, 각각의 장기 속을 들여다보는 내시경검사로서 자궁경부암이 방광과 직장의 점막을 침범했는지 알아보려는 것입니다. 침윤성 자궁경부암임이 확인됐을 때 병기를 정확히 알기 위해 시행합니다.

다음으로 경정맥 신우조영술(IVP)은 암이 요관·방광·요도에 침범했는지를 확인하는 검사이지만, 최초 MRI 영상기술의 향상으로 경정맥 신우조영술 검사는 종종 생략됩니다. 이어 전산화 단층촬영(CT, computed tomography 혹은 computerized tomography)과 자기공명영상(MRI, magnetic resonance imaging) 등의 영상검사를 합니다. 자궁경부암 치료 방법을 정하고 예후를 아는 데는 자궁경부 주위 조직의 침윤 및 림프절 전이 여부를 확인하는 일이 가장 중요한데, 내진이나 방광경 검사, 에스결장경 검사만으로는 충분한 정보를 얻지 못하기 때문에 CT와 MRI 등의 시행을 권장하고 있습니다.

## 47 PET를 찍으면 암이 어디까지 퍼져 있는지 알 수 있나요?

그렇습니다. PET(positron emission tomography)는 양전자방출단층촬영의 약칭입니다. 1970년대에 미국 워싱턴 대학의 터 포고시안 박사 등이 처음 개발했습니다. PET는 암이 정상조직보다 훨씬 빨리 자라기 때문에 대사활동이 왕성하다는 점을 이용하는 검사로서, 종양이 에너지원으로 쓰는 포도당이나 아미노산, 핵산, 기타 질병 진단에 유용한 의약 물질에 동위원소를 붙여 대상자에게 주사한 뒤 촬영합니다. 그러면 암이 있는 부위에서 동위원소의 섭취가 많이 일어나는 것을, 즉 질병 부위에 더 축적되는 방사성 물질의 분포를 영상화하여 병소를 찾게 해줍니다.

PET 장치는 원형으로 배열된 감지기로 이루어져 있으며 환자는 그 안에 눕습니다. 환자의 몸에 투여된 방사성 물질이 방출하는 양전자는 핵 주위를 도는 전자와 결합하여 곧바로 없어지면서 정반대 방향으로 진행하는 두 개의 감마선으로 변합니다. 이 감마선이 감지기에 검출되고 컴퓨터로 신호를 보내 방사성 물질 분포의 삼차원 영상을 만드는 것입니다.

다시 말해서 PET는 인체의 작은 변화를 영상화해 장기의 기능 및 대사 이상과 종양조직의 상태를 판독하는 장비로, 통상적인 핵의학검사보다 감도가 20배, 해상력이 3~5배나 되고 정량분석이 가능해 질병 과정에 대한 독특하고 중요한 정보를 제공함은 물론,

질병의 원인 연구 및 진단과 예후 판정, 치료 방침 설정 등에 큰 도움이 됩니다. 전산화 단층촬영(CT)과 자기공명영상(MRI) 검사가 병변의 해부학적 진단 위주인 것과 비교되는 기능입니다. PET는 암의 전이 여부를 전신적으로 확인하는 데도 효과적이며, 뇌나 중추신경질환, 심장질환 등의 조기진단에도 유용합니다.

그동안 진단용 방사성 의약품이 꾸준히 개발되면서 PET는 더욱 중요한 임상검사 수단으로 발전했습니다. 현재는 FDG(fluorodeoxyglucose)라는 포도당 추적자를 가장 많이 이용하고 있습니다. 양전자를 방출하는 동위원소로는 $C^{11}$, $N^{13}$, $O^{15}$, $F^{18}$ 등이 있으며, 물리적 반감기가 짧아 방사능이 단시간 내에 사라져 버리기 때문에 가까운 곳에 위치한 사이클로트론에서 생산되는 물질을 사용하게 됩니다.

최근에는 CT 영상과 PET 영상을 동시에 얻는 PET/CT라는 최첨단 기기를 개발하여 병소의 형태학적 변화와 생화학적 변화를 함께 볼 수 있게 되었습니다.

자궁암의 경우에도 자궁경부 종양의 크기, 골반·부대동맥 림프절이나 다른 장기로의 전이 여부 등을 두루 파악하는 데 PET가 쓰입니다.

## 48 자궁암 검사 때 난소암도 같이 검사할 수는 없는지요?

흔히 말하는 자궁암 검사는 자궁세포에 대한 검사로서 주로 자궁경부암을 조기검진하기 위한 것이며 난소암 검사와는 다릅니다. 자궁경부암 검진 시에는 자궁경부질세포 검사, 인유두종 바이러스 HPV 검사, 질확대경 검사 등을 실시하는 데 비해 난소암 검진 시에는 기본적으로 초음파 검사와 혈액검사로 알 수 있는 종양 표지자 검사로 CA-125, CA19-9, CEA 등이 있습니다.

난소암은 특이 증상이 없어서 조기진단이 어렵습니다. 환자가 호소하는 증상과 일반적 신체 검진에서 난소암이 의심되면 골반 내진, CA-125 혈액검사, 질초음파 검사, 전산화 단층촬영(CT)과 자기공명영상(MRI) 검사 등을 통해 자궁 종양인지 난소 종양인지를 판단하고 종양의 내부 구조, 전이 유무 등을 자세히 조사합니다.

이 검사들을 통해 양성 종양인지 악성 종양인지를 추정할 수 있으나, 최종적 판단은 개복수술이나 복강경수술로 적출한 난소 종괴(腫塊, 덩이)의 조직병리 검사 결과를 보고 내립니다. 난소에 혹이 있다 해도 모두 암은 아닙니다. 폐경 전 여성의 단순한 낭종(囊腫)이 악성일 가능성은 0.5%, 즉 1,000분의 5 이하입니다. 폐경 이후에는 그 가능성이 6~20%까지 증가합니다. 단순히 물혹 뿐

 자궁암 검사와 난소암 검사는 다르다. 난소암은 특이 증상이 없어서 조기진단이 어렵다. 환자가 호소하는 증상과 일반적 신체 검진에서 난소암이 의심되면 골반 내진, CA-125 혈액검사, 질초음파 검사, 전산화 단층촬영(CT)과 자기공명영상(MRI) 검사 등을 통해 자궁 종양인지 난소 종양인지를 판단하고 종양의 내부 구조, 전이 유무 등을 자세히 조사한다.

아니라 고형 성분이 보이거나 모양이 복잡한 경우에는 위험성이 더욱 커집니다.

## 49 자궁암의 생존율과 완치율이 궁금합니다.

### 자궁경부암

자궁경부암은 조기에 발견하여 치료하면 완치가 가능하므로 조기진단을 위한 선별검사가 매우 중요합니다. 전암성 병변이나 초기 자궁경부암의 경우 거의 모든 환자가 완치될 수 있습니다. 흔히 암환자의 5년 생존율을 말하는데, 치료 후 5년 동안 암이 재발되지 않았다면 일단 완치로 봅니다.

병기별 5년 생존율을 보면 자궁경부상피내암(0기)은 99%이며, 종양이 자궁경부에 국한된 경우(1기)는 80~95%, 종양이 자궁경부를 벗어났으나 골반벽에는 도달하지 않은 경우(2기)가 73~76%, 종양이 골반벽이나 요관에 도달하거나 질의 하부 3분의 1까지 침범한 경우(3기)가 46~51%, 종양이 골반을 벗어나서 방광·직장점막 등 주변 장기를 침범한 경우(4기)는 22~30% 정도입니다.

### 자궁내막암

자궁내막암 역시 조기에 발견하여 치료하면 완치율이 높습니다.

5년 생존율은 1기가 82%, 2기 65%, 3기 44%, 4기는 15%로 보고되어 있습니다.

**자궁육종**

자궁육종 환자의 치료 후 5년 생존율은 1기 60~90%, 2기 35~40%, 3기 28~64%, 4기가 15~37%로 보고되어 있습니다.

 병기별 5년 생존율을 보면 자궁경부상피내암(0기)은 99%이며, 종양이 자궁경부에 국한된 경우(1기)는 80~95%, 종양이 자궁경부를 벗어났으나 골반벽에는 도달하지 않은 경우(2기)가 73~76%, 종양이 골반벽이나 요관에 도달하거나 질의 하부 3분의 1까지 침범한 경우(3기)가 46~51%, 종양이 골반을 벗어나서 방광·직장점막 등 주변 장기를 침범한 경우(4기)는 22~30% 정도이다.

# 자궁암의 치료

## 수술적 치료

### 50 수술은 어떤 경우에 하며, 완치 가능성이 얼마나 됩니까?

자궁경부암으로 진단되면 진행 정도를 나타내는 병기(病期)를 확인하기 위해 몇 가지 검사를 하게 됩니다. 앞에서 여러 번 설명한 대로 병기는 1기에서 4기까지 있고, 병기별로 치료 원칙이 정해져 있습니다.

● 1기와 2기 초반에서는 수술이나 방사선 치료를 주로 합니다. 특히 난소를 보존해야 하는 젊은 여성에게는 수술(난소보존술＋광범위 자궁적출술)을 합니다.

● 종양 크기가 큰 1기나 2기에서는 방사선치료 및 수술과 방사

선(항암)치료를 병용합니다.

- 2기 후반부터는 모두 동시항암화학방사선요법을 실시합니다.

자궁경부암의 수술은 자궁과 자궁방조직(자궁옆조직), 골반림프절의 제거를 포함합니다. 수술 후 병리검사 결과에 따라 보조적 치료법으로 동시항암화학방사선요법이 필요한 경우도 있습니다. 위험인자가 없어서 치료가 추가되지 않는 경우의 5년 생존율은 92~95%, 추가되는 경우엔 80% 정도로 치료 효과가 좋은 편입니다. 2기 말 이후에는 동시항암화학방사선요법을 시행합니다(병기별 5년 생존율은 49번 항목 참조).

조직검사에서 나타나는 위험인자로는 림프절 전이, 4cm 이상의 큰 종양, 자궁경부기질 3분의 2 이상 침윤, 림프 혈관 침윤, 자궁방조직 침윤, 수술 하고 남은 질 부위에 종양이 남아 있는 경우 등이 있습니다.

## 51 개복을 하지 않고 레이저로 수술하는 방법이 있다지요?

수술에는 예전처럼 배를 열고 하는 개복술(開腹術)만 있는 것이 아닙니다. 초기 자궁경부암에는 복강경(腹腔鏡, 복강과 그 안의 장기를 검사하거나 수술, 검체 채취를 하는 데 쓰는 내시경으로 복벽에 작은 구멍을 뚫고 삽입함)이나 로봇을 이용한 수술을 많이 합니다. 또, 자궁경부암의 전 단계인 자궁 상피이형증과 자궁암 초기의 어떤 경우에는 냉동응고술이나 전기소작술, 환상투열절제술을 치료에 쓰기도 합니다.

냉동응고술은 냉동질소로 자궁경부를 얼려서 병든 세포를 죽이는 방법이고, 전기소작술(電氣燒灼術)은 전기로 태워 버리는 방법입니다. 요즘 많이 쓰이는 환상투열절제술(環狀透熱切除術, LEEP)은 고주파의 전기를 이용하는 것으로, 반원형 또는 삼각형 모양의 가는 철사에 전기를 통하게 해 칼과 같은 효과로 자궁경부를 도려내는 방법입니다. 입원할 필요 없이 간단한 마취 후에 할 수 있다는 게 장점이며, 도려낸 조직을 검사하여 암세포 유무도 확인할 수 있습니다.

이 치료법들은 대개 부작용 없이 좋은 효과를 내지만 때로는 출혈이 심하거나 염증이 생기기도 하고, 질 분비물이 많아지는 합병증이 발생할 수도 있습니다. 모든 자궁경부암에 다 사용할 수 있는 것은 아니므로 전문의와 충분히 상의한 후에 결정해야 합니다.

## 52 로봇을 이용한 수술의 장점은 무엇인가요?

로봇 수술은 현재 '다빈치'라고 불리는 수술용 로봇의 도움을 받아서 하는 것으로, 근치적 자궁절제술에 주로 이용합니다. 근치적 자궁절제술이란 자궁경부에 암이 생겼을 경우 자궁 안과 주변으로 침윤이 되기 쉬우므로 암 발생 부위를 넓게 절제해내는 것을 이르며, 산부인과에서는 큰 수술에 속합니다. 대개 자궁 주위의 골반 림프절을 같이 절제합니다.

개복을 통한 종래의 근치적 자궁절제술에서는 배꼽 아래 위를 세로로 크게 절개했으나, 복강경이나 로봇 수술에선 몇 개의 작은 구멍만을 냅니다. 흉터가 적게 남아서 보기에도 낫지만, 더 큰 장점은 수술 후 통증이 적고 수술 중 출혈량이 적어 회복이 빠르다는 점입니다. 전에는 수술 후 한두 주일에 걸쳐 회복되던 것을 며칠 정도로 단축시킬 수 있습니다.

이 방식은 또 수술 시야를 10~15배 확대하여 볼 수 있고 로봇 팔의 움직임이 정교하기 때문에 보다 세밀한 시술이 가능하며, 수술 의사의 피로도 훨씬 덜합니다. 수술 시간은 약 4~8시간 정도입니다.

로봇 장치는 매우 고가이고 소모품의 가격도 높은 데다 보험에 해당되지 않는 신기술이므로 수술비가 상당히 많이 든다는 단점이 있습니다. 그래도 최근 암보험 가입자가 늘면서 로봇 수술을 원하는 환자가 많아지는 추세입니다. 향후 기술 발전에 따라 기계 가격과 부대 비용이 줄어든다면 더 많은 수술을 로봇으로 하게 되리라 생각합니다.

 광범위 자궁적출술은 자궁경부암 1기부터 2기 초에 주로 시행합니다. 수술 후 조직검사에서 위험인자가 보이면 방사선치료나 항암화학치료를 추가하기도 하는데, 위험인자가 없어서 치료가 추가되지 않는 경우의 5년 생존율은 92~95%, 추가되는 경우엔 80% 정도로 치료 효과가 좋은 편이다.

## 53 자궁암 수술 후에도 아이를 가질 수 있나요?

가능합니다. 전암성(前癌性) 병변인 경우에는 자궁을 절제할 필요 없이 국소치료 방법인 자궁경부 원추절제술만으로도 완치가 가능하며, 최근에는 수술 칼을 이용한 전통적인 원추절제술 외에 저전압의 열을 이용한 환상투열절제술(LEEP) 등 변형된 원추절제술이 널리 보급되어 시술이 더욱 편리해졌습니다.

임신을 원하는 젊은 여성은 병기 IA1(종양 침윤이 3mm 이하)에 해당하는 미세침윤암에서도 이 같은 국소치료법을 이용할 수 있습니다. 다만, 치료 후의 재발률이 1~5% 정도 보고되므로 지속적인 추적검사가 필요합니다. 이러한 치료법은 임신과 큰 상관이 없으나 조산의 가능성을 조금 증가시킬 수 있습니다.

병기 IA2(종양 침윤이 5mm 이하) 이후에는 질의 일부와 자궁경부 주변 조직 등을 광범위하게 절제하되 자궁체부는 보존하는 '**광범위 자궁경부절제술**'을 시도할 수 있습니다. 단, 복강경으로 골반 림프절을 모두 다 절제하여 림프절 전이가 없음을 확인한 후에야 하며, 병기가 IB2(종양 크기가 4cm 이상) 이상이면 실시하지 않습니다.

이 방법을 쓰면 수술 환자의 40~60%에서 출산이 가능합니다. 하지만 임신을 원하는 여성의 경우 자궁경부절제술 후 임신이 되더라도 유산 위험이 증가할 수 있습니다. 따라서 위험성에 대해 의사와 환자·보호자가 충분히 의논한 후 면밀한 추적검사가 가능한 치료를 잘 따를 수 있는 환자에게 선택적으로 시행합니다.

## 54 자궁을 절제하지 않고 수술하는 방법은 없습니까?

전암성 병변과 일부 병기의 미세침윤암은 원추절제술만으로도 완치가 가능하므로 자궁을 제거하지 않아도 됩니다. 병기 IA2 이상이면 자궁을 절제하는 것이 원칙적이고 표준적인 치료입니다. 하지만 젊은 미혼 여성이나 아이를 갖기 바라는 여성의 경우에는 아주 제한적인 범위 안에서 자궁을 보존하는 수술을 시도합니다. 종양의 크기가 2cm 미만인 병기 IB1인 자궁경부암의 경우는 위에서 설명한 자궁경부절제술을 시행할 수 있습니다.

## 55 수술 부작용으로는 어떤 것이 있습니까?

수술로 인한 합병증에는 급성과 만성이 있습니다. 급성 합병증이란 수술 직후에 일어나는 것으로 출혈, 장폐색, 혈관 손상, 요관 손상, 직장 파열, 폐렴, 폐색전증 등이 있으나 수술법의 발전으로 최근에는 매우 드문 편입니다.

만성 합병증으로는 방광이나 직장의 기능부전이 대표적입니다. 광범위 자궁적출술로 인해 직장이나 방광으로 들어가는 신경조직이 손상되거나 제거되기 때문에 수술 후에 배뇨나 배변장애가 올 수 있습니다. 이를 줄이기 위해 최근에는 신경보존 광범위 자궁절제술 등을 개발해 선별적으로 시행하고 있습니다.

### 56 자궁을 수술하면 난소도 같이 하나요?

50세 이하, 폐경 이전의 여성은 수술 소견에 이상이 없으면 자궁수술 시 난소를 절제하지 않습니다.

수술 후 추가로 방사선치료가 필요한 경우에는 난소를 보호하기 위해 전위(轉位)수술을 하는 경우도 있습니다. 난소를 제자리에 두고 방사선치료를 하면 난소 기능이 중지되어 폐경이 일찍 오기 때문에 방사선이 안 닿는 위치로 난소의 위치를 바꿈으로써 기능을 보존케 하는 것입니다.

폐경 이후의 여성은 이미 난소 기능이 없는 상태이고, 드물게 난소 전이나 난소암 발병의 위험성이 있기 때문에 자궁과 같이 절제합니다.

### 57 수술을 하면 림프낭종이 생긴다는데 그게 무엇인지요?

자궁암을 수술하면서 림프절을 절제하면 림프낭종(囊腫)이 생길 수 있습니다. 림프낭종은 림프선 절제로 인한 림프액의 순환 문제로 발생하며, 최근의 보고에 의하면, 림프절 절제 후 50% 정도의 환자에게서 낭종이 발생하는 것으로 알려졌습니다. 열이 나고 골반 부위에 통증이 있으며 누를 때 더 아프면 반드시 병원에 가서 정밀검사와 치료를 받아야 합니다. 보통 항생제를 투여하는데, 낭종이 너무 커서 호전되기가 어렵다고 판단되면 낭종에 배액관을 삽입해 속에 찬 액체를 빼냅니다.

## 항암치료

### 58 수술 없이 항암제만으로도 치료가 됩니까?

자궁암에는 수술이나 방사선치료가 주축이며, 항암제 치료만으로는 완치를 기대하기 어렵습니다.

항암제 치료 즉 항암화학요법이란 암세포를 파괴하는 약물을 투여하는 것으로, 이때 사용되는 약물을 항암제라고 합니다. 항암제는 약물의 화학적 특성상 치료 효과 외에 여러 가지 부작용이 나타날 수 있습니다. 따라서 항암화학요법은 '치료 효과를 최대한 높이고 부작용의 위험은 최소화한다' 는 원칙에 따라 시행합니다. 사용약물은 암의 종류와 진행 상태, 그리고 치료 목적에 따라 결정하며, 하나의 약물만 쓰기도 하고 두 가지 이상을 병용도 하면서 일정한 주기에 따라 반복적으로 시행합니다.

자궁경부암의 경우, 2기 말부터는 항암치료와 방사선치료를 동시에 하는 동시항암화학방사선요법을 시행합니다. 이때 항암제가 방사선치료와 상승 효과를 보여 치료효과가 향상됩니다. 종양이 수술하기에 너무 큰 경우, 항암제를 먼저 사용해 크기를 줄인 뒤 수술하기도 합니다. 원격전이, 즉 먼 부위까지 전이가 된 말기암의 경우에는 완치 목적이 아닌 완화 목적으로 항암제를 씁니다.

## 59 항암치료는 부작용이 크다고 하는데요?

항암화학요법에 사용되는 대부분의 항암제는 분열과 성장이 빠른 암세포에 작용해 효과를 나타내는 것이므로 정상세포 중에서도 분열과 성장이 빠른 것은 항암제의 영향을 받을 수 있습니다. 골수에서 만들어지는 혈액세포, 위장관(구강·위·장·식도)의 점막세포, 모공세포 등이 주로 영향을 받습니다. 몇몇 항암제는 심장, 콩팥, 방광, 폐, 신경계, 생식기관 등에 부작용을 일으킵니다.

약제에 따라 부작용이 다르나 일반적으로 골수 억제로 인한 백혈구 감소증, 혈소판 감소증, 빈혈, 장점막 염증으로 인한 궤양이나 설사, 복통, 구토와 오심(惡心, 메스꺼움), 식욕부진, 피부염, 피부의 건조나 홍조(紅潮), 광(光)과민 현상, 피부색소 침착, 손발 부종, 탈모, 간 장애, 신경독성(신경 손상으로 인한 통증 유발 독성), 심혈관계 장애, 백혈구 감소증으로 인한 감염 등이 있습니다. 이중 가장 흔한 것이 오심이나 구토입니다. 치료를 위해 보통 두세 가지 이상의 약물을 병용하게 되므로 대부분의 환자가 어느 정도의 메스꺼움을 느끼게 됩니다.

부작용은 약물의 종류에 따라 다르고, 환자마다 차이가 나며, 같은 약을 투여해도 매번 같은 부작용이 나타나는 게 아닙니다. 따라서 일률적으로 예측하기는 어렵습니다. 치료를 하면서 부작용 발생을 예방하고 경감시키기 위한 여러 조치가 함께 이루어지며, 부작용이 심한 경우에는 약물 투여량을 줄이거나 종류를 바꿉니다. 치료의 부작용을 잘 이해하고 이겨 나가기 위해서는 항암제가 투여되는 동안이나 그 후에 느끼는 여러 가지 불편감에 대해 의료진과 상담하고 함께 대처 방법을 찾는 일이 중요합니다.

## 60 항암제를 맞으면 구토가 심하다는데 어떻게 하나요?

구토는 항암화학요법에 따르는 주된 증상으로, 항암제가 위장관 자체에 영향을 주기 때문일 수도 있고, 뇌의 특정 부위를 자극하기 때문일 수도 있습니다. 어떤 분은 이전의 경험으로 미루어 항암제를 맞으면 토하리라 생각하고는 주사를 맞기도 전에 구토 증세를 호소합니다. 오심(메스꺼움)과 구토는 항암치료를 하는 동안만이 아니라 끝난 뒤에도 일정 기간 나타날 수 있습니다.

항암제를 투여받기 전에 이삼십 분쯤 편안하게 누워 있든지, 투여 직전에 찬 물수건을 눈 위에 놓으면 도움이 됩니다. 쉬는 동안 다른 사람과 이야기를 나누는 것 또한 좋습니다.

구토를 예방하고 경감하기 위해 항암제 투여 전후에 진토제(제토제)나 안정제를 줍니다. 식사를 조절시키기도 합니다. 진토제에는 여러 종류가 있는데 증상에 따라 다른 것을 사용하고, 완화되는 정도에 따라 양을 추가하거나 종류를 바꿀 수 있습니다.

## 61 항암치료 중에는 어떤 음식을 먹는 게 좋습니까?

먼저, 음식을 잘 골라 섭취한다 해서 이것만으로 암세포의 활동을 아주 막을 수는 없다는 점을 인식해야 합니다.

항암화학요법을 받는 많은 환자들이 치료의 부작용, 특히 위장 관련 부작용으로 인해 신체의 요구량보다 적은 음식을 들게 됩니다. 음식 섭취가 지속적으로 부족하게 되면 점차 체중이 감소하고 영양결핍이 와서 항암제 용량을 줄이게 되고, 치료를 중단하는 수까지 있습니다. 치료 기간에 영양을 충분히 섭취해야 오심, 구토, 구내염, 설사 등의 부작용으로 인한 불편감과 피로감이 줄고 감염에 대한 면역 반응이 강화됩니다. 다양한 음식을 고루 섭취하여 영양의 균형을 맞추는 일이 중요하며 고칼로리, 고단백질의 음식을 섭취함으로써 체중을 늘리면 회복이 더 빨라집니다.

신선한 과일과 야채는 신체가 필요로 하는 여러 가지 비타민과 무기질을 공급합니다. 어류와 육류, 계란 등의 단백질은 손상된 조직의 재생을 돕고 감염에 대한 면역력을 키워 줍니다. 곡류는 풍부한 탄수화물과 비타민이 들어 있어 정상적 신체 기능을 위해 요구되는 에너지의 주요 원천이 됩니다. 우유나 치즈 같은 유제품은 단백질뿐 아니라 풍부한 칼슘을 제공합니다.

항암제 부작용으로 미각에도 변화가 생겨, 단맛은 덜하고 쓴맛은 더 강하게 느껴지면서 식욕이 더욱 떨어집니다. 항암치료 기간에 다음과 같은 점에 유의하면 도움이 됩니다.

1. 모든 영양소가 고루 포함되도록 균형 잡힌 식단표를 작성하여 원하는 시간에 조금씩 자주 먹습니다. 또, 평소 즐기던 것이 아닌 새로운 음식을 먹어 봅니다.

2. 설탕이나 소금, 식초, 후추 등을 첨가하면 미각이 자극돼 식욕이 더 날 수 있습니다. 식사 전 가벼운 산책이나 운동을 해도 식욕이 증진됩니다.

3. 구내염이나 식욕 부진 등으로 고형(固形) 음식을 섭취하기 힘든 경우에는 액체형의 대용식품을 이용합니다.

4. 식사와 함께 마시는 소량의 알코올은 식욕을 자극하고 몸과 마음의 긴장을 푸는 데 도움이 되기도 하지만 항암제의 약효를 변화시키거나 부작용을 늘릴 수도 있으므로 사전에 의사와 상의해야 합니다.

5. 치료 기간에 섭취하는 비타민제나 기타 종합영양제, 건강보조식품 역시 반드시 사전에 의사에게 묻고 의논해야 합니다.

## 62 면역력이 좋아야 항암치료를 제대로 받는다던데요?

항암제 치료를 받기 위해서는 백혈구 수치가 일정 수준 이상 되어야 합니다. 백혈구는 균에 대한 저항력을 지닌 혈액세포이므로 백혈구 수가 감소하면 저항력이 약화돼 균 감염에 따른 위험이 증가합니다. 감염은 구강, 피부, 폐, 비뇨기계, 항문 등 신체 어느 부위에서든 발생할 수 있습니다. 감염은 정상 상태에서도 우리의 구강, 위장관, 피부, 생식기 등 몸 곳곳에서 발견되는 박테리아에 의한 것이 주류를 이루지만, 원인이 명확하지 않을 수도 있습니다. 감염이 패혈증으로 진행될 경우 치명적일 수 있으므로 감염 증상으로 의심되는 경우에는 곧바로 병원에 가서 상태를 확인하고 치료받아야 합니다.

## 63 자궁암 치료에 쓰는 항암제로는 어떤 것이 있나요?

기본적으로 시스플라틴(cisplatin)이라는 항암제를 씁니다. 방사선치료와 동시에 사용하면 방사선의 치료효과가 상승하는 것으로 보고됐습니다. 이 외에도 진행성 자궁경부암에서는 파클리탁셀(paclitaxel), 토포테칸(topotecan), 아이포스파마이드(ifosfamide), 이리노테칸(irinotecan), 빈크리스틴(vincristine), 비노렐빈(vinorelbine) 등이 쓰이고 있습니다.

**64** 치료 중에 홍삼을 먹어도 되는지요?

　민간요법이나 건강보조식품은 삼가는 편이 바람직합니다. 이들은 과학적으로 효능이 확인되지 않았을 뿐 아니라, 병원에서 투여하는 약제와 예상할 수 없는 상호작용을 일으켜 치료 효과가 떨어지거나 부작용이 커질 수 있기 때문입니다. 영양 상태가 좋으면 치료 부작용을 이겨내는 데 유리한 게 당연하나, 암 치료나 재발 방지에 특별한 효과가 있는 식품이 따로 있는 것은 아닙니다.

**65** 항암치료를 하려면 입원해야 합니까?

　항암제는 기본적으로 외래 항암주사실에서 투여합니다. 환자의 오심과 구토 등 부작용이 심해 입원이 필요한 경우에는 담당의사와 상의한 후 입원 치료를 받을 수 있습니다. 항암치료가 길어지면 항암제를 투여할 말초혈관을 찾기가 어려워지기도 하는데, 그럴 경우엔 케모포트(chemoport, 항암제 주입용 중심정맥도관)라는 기구를 중심정맥에 고정적으로 삽입해 놓고 간편하게 항암제를 투여할 수 있습니다.

　항암치료 한 회당 항암제 투여 기간은 약제의 종류에 따라 하루에서 닷새까지 다양합니다. 주로 3주 간격으로 시행하며, 2~3회의 치료 후 CT나 MRI로 치료 효과를 판정하여 지속 여부를 결정합니다. 골수기능 저하와 부작용 때문에 주기가 길어지기도 하며, 필요에 따라 용량을 줄이기도 합니다.

## 66 항암치료를 하면 머리카락이 빠지나요?

탈모는 항암화학요법을 받은 후 2~3주 정도 지나면 나타나는 부작용이지만, 모든 환자에게 발생하는 것은 아닙니다. 특히 방사선치료의 효과를 상승시키기 위해 1주에 한 번 사용하는 시스플라틴 요법은 탈모를 유발하지 않습니다.

약제에 따라 탈모가 될 때는 머리카락이 완전히 빠지기도 하고, 가늘어질 수도 있습니다. 항암치료가 끝나면 3주쯤 후부터 머리카락이 다시 납니다. 하지만 색깔이나 굵기, 강도 등에 질적 변화가 생길 수 있습니다.

방사선치료는 국소적 치료법으로 자궁 부위에만 방사선을 조사(照射)하기 때문에 머리와는 전혀 관계가 없습니다. 간혹 방사선치료를 받는 암환자가 치료 중이나 그 이후에 머리카락이 빠지는 수가 있는데, 이는 전신적 치료법인 항암화학요법을 병행하는 경우 또는 뇌전이 등으로 머리 쪽에 방사선치료를 받는 경우입니다.

한 회당 항암제 투여 기간은 약제의 종류에 따라 하루에서 닷새까지 다양하다. 주로 3주 간격으로 시행하며, 2~3회의 치료 후 CT나 MRI로 치료 효과를 판정하여 지속 여부를 결정한다.

다음은 효과적인 모발 관리법입니다.

- 중성 샴푸를 사용합니다.
- 부드럽게 빗질을 합니다.
- 머리를 말릴 때는 살살 두드려서 말리거나 공기 중에서 자연스럽게 말립니다.
- 자외선에 노출되지 않도록 모자나 스카프를 씁니다.
- 머리를 짧게 자르면 탈모가 드러나지 않을 수 있고 손질이 훨씬 쉽습니다.
- 탈모된 머리를 감추고 싶으면 모자나 스카프, 가발을 사용합니다.

## 67 치료를 받으면 너무나 피곤한데요?

항암화학요법이나 방사선요법을 받을 때는 피로감이 나타날 수 있습니다. 이는 피곤, 허약, 무력감 등으로 나타나는데, 그럴 경우엔 업무와 운동, 취침, 식사, 사회생활 등을 조절해야 합니다. 열량과 영양소 섭취가 불충분해 피로의 원인이 되기도 하고 운동량 저하, 적혈구 수의 부족, 우울, 불면, 약물 부작용 등도 관련이 있습니다.

우선 충분한 휴식을 취해야 합니다. 오랜 수면보다는 잠깐씩 낮잠을 자는 편이 낫습니다. 매일의 시간표를 짜 보고, 안락의자에서 책을 보고 음악을 듣거나, 가족이나 친구와 함께 좋아하는 비디오를 보아도 좋습니다. 그리고 하루 중 가장 좋은 시간에 영양이 풍부한 음식을 충분히 섭취합니다. 산책이나 규칙적 운동을 하면 피로감이 줄고 정신이 맑아집니다.

## 68 치료 이후 손발 끝이 저리고 감각도 이상한데 괜찮을까요?

항암화학요법으로 신경계 세포가 영향을 받기 때문에 생기는 증상입니다. 일부 항암제는 말초신경염을 일으키는 수도 있는데, 손발이 쥐가 날 때처럼 저리거나 무감각해지고 약해집니다. 움직임이 둔해지고 균형감각이 없어지기도 합니다. 물건을 집어 올리거나 단추를 잠그고 푸는 일이 어려울 수도 있습니다.

항암치료가 끝나면 거의 회복되지만 약제의 종류나 투여된 용량에 따라서는 치료 후에도 회복되지 않거나 회복 속도가 매우 느릴 수 있습니다. 이러한 부작용을 예방하거나 치료하는 효과적 방법은 아직 없습니다. 손발 저림과 감각이상 등이 뚜렷이 느껴지면 의료진과 상의하는 것이 좋습니다.

다음은 도움이 될 만한 유의사항입니다.

● 평소에 자주 손을 쥐었다 폈다 하거나 호두를 쥐고 있는 등 손가락 운동을 많이 해 말초신경을 자극합니다.

● 손발을 따뜻한 물과 차가운 물에 교대로 담가 말초신경 부위의 순환이 잘되도록 합니다.

● 감각이 온전하지 않은 상태에서 뜨거운 물체를 잘못 다루면

화상을 입을 위험이 있으므로 주의해야 합니다.

● 손발을 항상 깨끗이 씻고, 손톱 발톱을 짧게 하여 상처가 나지 않도록 조심합니다.

● 맨발로 다니지 말고 부드러운 면양말을 신으며, 혈액순환 장애를 초래할 수 있으므로 앞부분이 뾰족한 신발은 피합니다

● 추위나 찬 것에 노출되지 않도록 하며 외출을 할 때는 따뜻하게 입습니다.

● 항암제 중에는 말초신경 감각을 둔하게 하는 약제들이 있는데 이런 약제가 포함된 경우 더운 물을 사용할 때 손발을 물에 넣기 전에 물의 온도를 확인합니다(손등에 물을 한 방울 떨어뜨려 보거나, 다른 사람에게 확인시킵니다).

● 균형감각이나 근육에 문제가 있으면 동작을 천천히 합니다.

● 면도날 사용 시 피부에 미세한 상처가 생겨 감염이 되는 경우를 막기 위하여 수염을 깎을 때에는 전기면도기를 사용합니다.

● 직접 운전을 하지 않도록 합니다.

● 계단을 오르내릴 때에는 난간의 손잡이를 잡고 다닙니다.

## 69 치료 이후 갑자기 숨이 찰 때가 많습니다. 왜 그러지요?

숨이 차는 증상이 서서히 발생할 때는 항암치료 후 생길 수 있는 빈혈 때문일 때도 있으나 갑작스레 그런 증상이 있을 때에는 병원에 가서 폐색전(肺塞栓)이 아닌지 감별진단을 받아야 합니다. 폐

색전이란 쉽게 말해서 폐혈관이 피떡(의학용어로는 혈전)으로 막혀서 호흡곤란이 일어나는 병입니다. 이럴 때는 혈전을 용해시키기 위해 혈액응고 억제제를 투여합니다. 피를 묽게 해주는 치료이기 때문에 소화기 장기같이 세포 순환이 빠른 장기에서 출혈이 생기는 합병증이 발생할 수도 있습니다.

폐색전은 항암치료 후에 오는 합병증 중 치사율이 매우 높은 것이어서 입원 치료가 필요하며 6개월 후에나 완치 판정이 가능합니다.

보통 응급실에서 혈액검사를 하면 D-다이머(dimer) 양성으로 나오며, 동맥혈 검사에서 이상 소견이 나타납니다. D-다이머란 혈전의 존재를 알려주는 인체 단백질로, 폐색전이 있을 때 수치가 높아집니다. 물론 폐혈증 같은 경우에도 증가하지만 기본적으로 D-다이머는 폐색전증의 존재를 알려주는 표지자입니다. 이어서 CT(전산화 단층촬영) 및 심장초음파를 시행합니다. 요즘은 CT의 정밀한 검사 덕에 진단율이 매우 높아졌습니다. CT에서 폐동맥의 혈전(血栓) 유무를 확인합니다. 심장초음파에서는 폐색전증 때 나타나는 폐색전의 한 결과인 우심부전(右心不全)의 특징, 즉 우심실 압력의 증가로 인해 좌심실이 눌려 변형된 모습을 관찰할 수 있습니다. 쉽게 말해서, 피가 우심실에서 폐로 가야 하는데 혈전이 길을 막아서 못 가고 우심실에 차 있는 바람에 풍선처

 폐색전이란 쉽게 말해서 폐혈관이 피떡(혈전)으로 막혀서 호흡곤란이 일어나는 병. 이럴 때는 혈전을 용해시키기 위해 혈액응고 억제제를 투여한다.

럼 압력이 증가해 심부전이 오는 것입니다.

　이렇게 폐색전이 진단되면 다리 쪽의 깊은 정맥 부위도 초음파로 확인합니다. 심정맥혈전증(DVT, deep vein thrombosis)의 여부가 진단에 도움이 되기 때문입니다. 우리 몸의 혈액순환을 보면 동맥혈은 심장의 펌프 기능에 의해 순환이 되지만 모세혈관을 거치고 난 후의 정맥혈은 심장의 펌프 기능이 제대로 전달되지 않아서 정체가 되기 쉬우며, 특히 직립을 하는 인간은 하지 쪽의 정맥에서 이런 현상이 생기기 쉽습니다. 결과적으로 하지의 심정맥에 혈전이 있다면 언제든지 이 피떡이 떨어져나와 폐동맥의 순환을 막는 폐색전증이 일어날 수 있습니다.

## 70 항암치료 환자가 감기에 걸리면 어떻게 하나요?

　대개 항암화학요법을 받은 후에는 백혈구 수가 감소하기 시작하여 1~2주 후에 최저로 떨어집니다. 이때 감염의 위험이 증가합니다. 백혈구는 우리 몸을 지켜주는 군대로, 세균 따위가 침입하면 싸워 없애는 기능을 하므로 그 숫자가 감소하면 감염 가능성이 높아지게 마련입니다. 따라서 항암치료 후에는 감염을 막는 데 노력해야 합니다.

　감기 증상이 의심되고 열이 나면 반드시 가까운 병원을 찾아가고, 혈액검사 결과 혈중 호중구(好中球, 중성 염료에 염색되는 세포질 입자를 가진 다형핵 백혈구로 세균과 이물질을 포식하는 작용을 함)

수의 감소가 확인되면 필요한 균 배양검사를 하면서 예방적으로 항생제 치료를 받는 것이 좋습니다. 경우에 따라 입원 치료도 해야 합니다.

다음은 감염을 피하기 위해 유의해야 할 점들입니다.

● 될 수 있으면 많은 사람이 모이는 곳, 특히 환기가 불충분한 곳에 가지 말고, 손을 자주 씻으며(음식 먹기 전, 화장실 다녀온 후, 외출에서 돌아온 후 등), 대변을 보고 나서는 항문 주위를 비눗물로 깨끗이 씻습니다. 소독약을 풀어 좌욕을 하는 것도 좋은 방법입니다.

● 피부를 통한 감염을 막기 위해서는 피부를 건조하게 하지 말고, 손톱 발톱을 짧게 깎지 말며, 피부에 뾰루지가 나도 짜지 말고, 베이거나 긁혀서 피부에 상처가 생겼을 경우 즉시 따뜻한 물과 비누로 닦은 후 소독을 합니다.

● 감기에 걸렸거나 전염성 질환이 있는 사람과는 만나지 않도록 합니다. 환자를 간호하는 사람은 손을 자주 씻어 균이 환자에게 전염되지 않게 합니다.

● 입안이 헐고 아프면 끓인 물 1 $l$ 에 중조(重曹, 탄산수소나트륨, 중탄산소다)를 한 찻숟가락 타서 입안을 하루에 3~4회 이상 헹구거나 생리식염수 또는 베타딘을 사용하여 가글합니다.

● 면역력이 떨어지는 기간에는 날생선(회)이나 날고기(육회)를 피하고, 야채나 과일은 충분히 씻어 먹습니다.

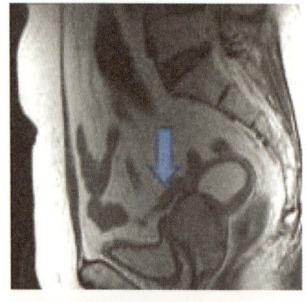 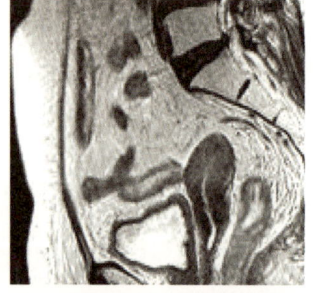

왼쪽:치료 전 자기공명영상
오른쪽:치료 후 자기공명영상

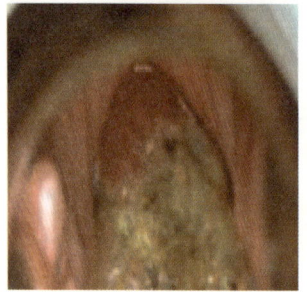 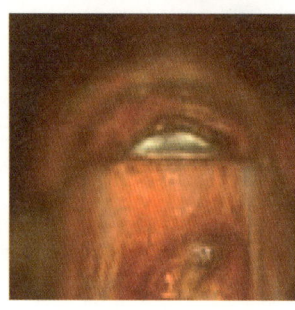

왼쪽:치료 전 육안으로 본 종양의 모습
오른쪽:치료 후 종양이 없어진 모습

**그림 9. 자궁경부암의 방사선 치료 전과 후**

## 방사선치료

### 71 방사선치료는 어떤 효과가 있는지요?

방사선치료는 고에너지 전리방사선을 이용하는 요법입니다. 치료용 방사선은 우리 몸을 투과하면서 전리(電離, 이온화) 현상을 일으키는데, 이것이 세포의 증식과 생존에 필수적인 DNA에 화학적인 변성(變性)을 일으켜 종양세포를 죽이게 됩니다. 변성은 정상조직과 암조직 구별 없이 일어나지만, 정상조직은 시간이 좀 지나면 회복되는 데 비해 종양조직은 회복이 어려우므로 그 차이를 이용해 치료를 하는 것입니다.

  잘 알다시피 암에 대한 3대 치료는 수술과 항암화학치료, 방사선 치료입니다. 방사선치료는 단독으로 혹은 다른 요법과 병용해서 널리 시행합니다. 자궁경부암의 경우 병기 1기부터 4기 초까지 방사선치료를 할 수 있습니다. 암의 침윤이 자궁경부와 질 상부에 국한되었을 때는 주로 수술적 치료로 병소를 제거하고, 필요에 따라 방사선 및 항암 치료를 추가합니다. 자궁 옆 결합조직에 암조직이 침윤한 2기 후반부터는 수술보다는 방사선치료를 우선적으로 권합니다.

  1990년대 말 자궁경부암 치료에서 항암화학요법과 방사선요법을 동시에 시행하면 효과적이라는 것이 알려진 뒤 많은 경우 동시 항암화학방사선요법이 사용됩니다.

## 72 자궁경부암의 방사선치료에도 여러 종류가 있다지요?

  자궁경부암에 쓰이는 방사선치료의 종류는 크게 두 가지입니다.
  첫째, 외부 방사선치료(teletherapy, 원격치료)는 가장 보편화된 방법으로, 선형가속장치를 이용해 발생시킨 방사선(주로 고에너지 X선)이 환자의 피부를 통과하여 몸 내부의 종양까지 도달해 암세포를 죽이는 방법입니다.
  둘째, 근접치료(brachytherapy)는 종양조직 자체나 조직강(組織腔) 안에 특수한 기구를 이용해서 방사선 동위원소를 직접 넣는 방

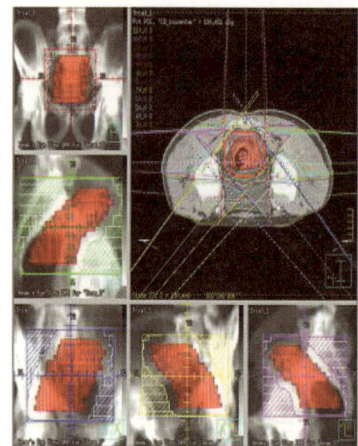
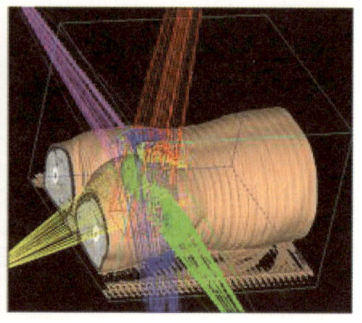

여러 방향으로 방사선을 조사하는 삼차원 입체조형치료. 빔 방향을 조감도로 본 모양.

**그림 10. CT를 이용한 삼차원 입체조형치료**

법입니다. 내부(혹은 강내腔內) 방사선치료라고도 합니다. 방사선이 종양에만 집중되기 때문에 정상조직의 피해를 최소화할 수 있습니다. 병의 진행 상태에 따라 외부치료와 근접치료 두 방법을 적절히 조합해서 사용합니다.

이 밖에도 여러 가지의 특수 방사선치료가 있습니다.

1. 삼차원 입체조형 방사선치료 : CT를 사용하여 종양과 정상조직을 그리고 삼차원으로 계획하여 정상조직을 최대한 피하면서 종양조직에 방사선이 더 집중되도록 하여 치료 효과를 높이고 부작용을 줄이는 방법입니다. 거의 모든 부위의 종양에 적용할 수 있습니다.

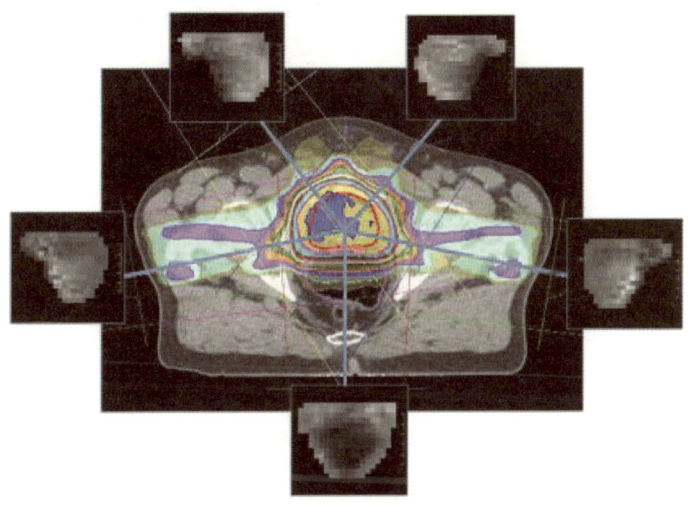

**그림 11. 세기변조 방사선치료**
치료의 타깃 부위와 정상조직에 각기 최대량과 최소량이 조사되게 하여
종양은 치료되면서 정상조직의 합병증이 최소화되는 효과를 지닌다.

2. 세기변조 방사선치료(IMRT, intensity-modulated radiation therapy): 방사선 빔의 크기와 퍼지는 각도를 조절하는 다엽(多葉) 콜리메이터(collimator, 視準器)라는 장치를 컴퓨터로 정밀하게 조작하여 방사선 조사(照射) 범위를 수백 개로 나누고, 범위별로 적정한 양을 쏘는 최첨단 방식입니다. 계획·시행·검증 등 전 과정이 컴퓨터로 이루어지는 가운데 마치 화가가 미세한 터치로 그림을 그리듯 방사선의 양을 조절할 수 있어서 기존의 삼차원 입체조형치료보다 더욱 정밀합니다. 암 부위에 집중된 치료가 가능해 자궁암 치료 시 주위 조직과 직장·방광 등 주변 정상 장기의 합병증을 최소화하면서 완치율을 높여 줍니다.

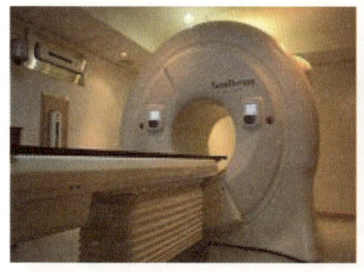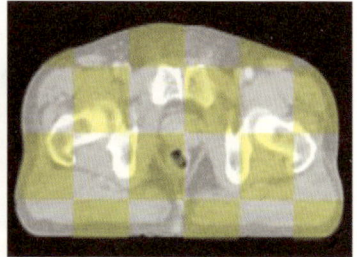

매번 우측과 같이 CT 영상을 얻어 치료 부위를 확인하는 영상유도 방사선치료와 세기변조 방사선치료의 기능을 지닌 치료 방법.

**그림 12. 토모치료기**

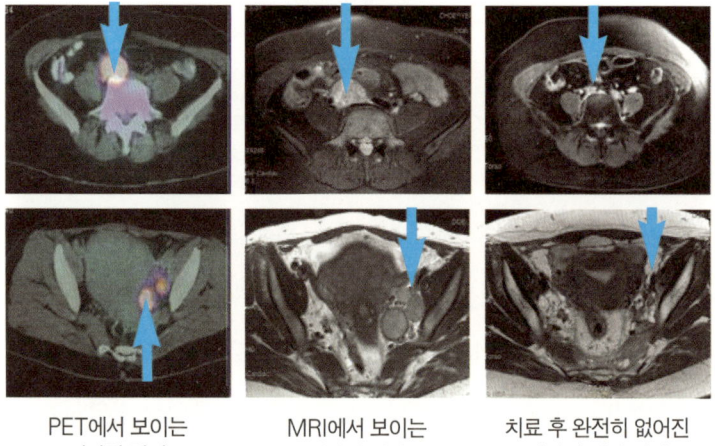

PET에서 보이는  
임파절 전이

MRI에서 보이는  
임파절 전이

치료 후 완전히 없어진  
임파절 전이 병변

**그림 13. 자궁경부암에서 여러 개의 전이성 임파절 전이를 토모치료기로 치료한 예.**

3. 영상유도 방사선치료 : 방사선치료 기기에 CT 같은 영상장치를 추가함으로써 목표 부위에 방사선이 정확히 조사될지를 사전에 확인하고, 치료 중에는 종양이 줄어드는 정도에 따라 계획을 조절할 수 있게 하는 것입니다.

다시 말해, 영상유도 방사선치료란 종양의 크기 및 위치에 관한 오차를 최소화하고 정상조직과 정확히 구별하여 종양의 비정상 정도나 장기의 기능 중요도에 따라 최적의 치료선량을 투여하는 치료기술을 총칭합니다. 요즘 많이 거론되는 토모치료(tomotherapy)도 이런 기술 중 하나입니다. 또한, 호흡에 따른 체내 장기의 움직임으로 방사선이 부정확하게 조사되는 것을 배제하기 위해 사용하는 호흡 추적 방사선치료법을 쓰기도 합니다.

4. 정위적(定位的) 방사선수술(stereotactic radiosurgery): 최첨단 선형가속장치가 발생시키는 방사선을 이용하여, 주로 두개강과 두경부 내의 병소를 치료할 때 마치 두개골을 열고 수술하듯이 정확하게 입체적으로 위치를 잡아 종양을 파괴하는 안전하고 비침습적(非侵襲的)인 무혈 치료법입니다('침습적'이란 치료 시에 환자 몸을 절개하거나 구멍을 내는 것을 뜻함). 지극히 민감한 부위에서도 위험성과 합병증을 최소화하면서 침습적 수술과 같거나 그보다 나은 결과를 얻을 수 있습니다. 미세다엽 콜리메이터를 장착한 선형가속장치, 감마나이프, 사이버나이프 등 여러 종류가 있습니다.

5. 양성자(陽性子)치료: 수소 원자핵에서 분리된 양성자(proton)를 이용해 환자를 치료하는 방법입니다. 양성자는 광자(光子)나 전자와 달리 종양에 빠른 속도로 도달하면서 그 경로에 있는 정상조직에는 적은 양의 방사선만을 방출하다가 표적 부위, 즉 미리

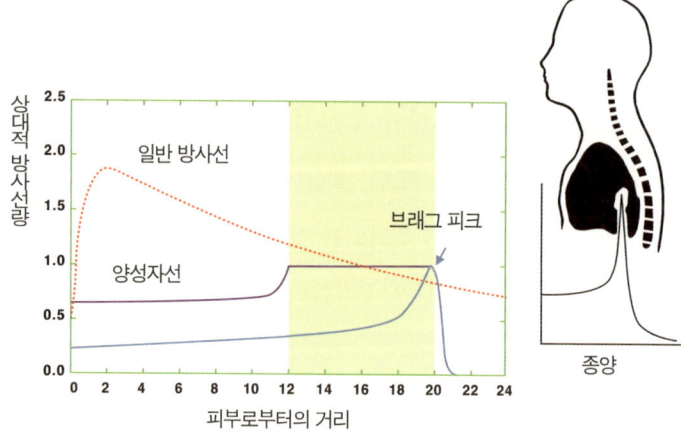

그림 14. 양성자의 물리적 특성, 브래그 피크(Bragg Peak)의 이용

설정된 도달 깊이에 다다르면 폭발적으로 에너지를 내놓고 사라집니다. 따라서 표적 너머 경로에 놓인 조직들은 방사선에 사실상 노출되지 않습니다. 이처럼 양성자치료법은 에너지를 치료의 깊이에 따라 조절해 표적 앞뒤 정상조직에서의 부작용을 크게 줄일 수 있으며, 작고 특정한 부위에만 집중해 방사선을 쏘는 기능이 있는 등의 장점이 다양합니다. 양성자 이용이 가능한 부인종양 분야는 여럿있지만, 꼭 양성자치료가 도움이 되는 경우를 알기 위해서는 방사선종양학전문의와 상의할 필요가 있습니다.

## 73 방사선치료는 입원해서 받습니까?

특별한 경우가 아닌 한 외래에서 통원하며 치료받는 것이 원칙입니다. 예약된 시간에 와서 방사선치료를 받으면서 일상생활을 할 수 있습니다. 하지만 다른 치료 방법과 병합될 때나 환자의 상태에 특별한 문제가 있을 때는 입원치료를 받기도 합니다.

## 74 방사선을 얼마 동안 어떻게 쐬나요?

치료 방법에 따라 다릅니다.

첫째, 외부 방사선치료 즉 원격치료의 경우입니다. 방사선을 조사하는 시간은 한 번에 5분 이내이고, 전체 치료 기간은 치료 목적과 해당 종양의 방사선에 대한 민감도에 따라 달라집니다. 일반적으로 자궁경부암의 경우 4,500~5,000cGy를 주중 5회씩 총 6주 정도에 나눠서 받습니다. 초기에는 종양 부위와 암세포가 퍼졌을 가능성이 높은 부위를 모두 포함하여 넓은 영역에 방사선을 조사하지만, 몇 단계에 걸쳐 영역을 점차 줄여 마지막에는 종양 부위에만 쏩니다. 방사선치료는 전혀 통증을 유발하지 않습니다.

둘째, 내부 방사선치료 즉 근접치료는 동위원소가 암 덩어리 속 혹은 그 주변에 들어가서 직접 방사선을 쏘는 것이므로 종양에 매우 높은 양의 방사선이 조사될 수 있으며 동시에 정상조직에 가 닿는 방사선량은 최소화되는 방법입니다. 근접치료는 단독으로 쓰이는 경우가 드물고 보통 원격치료 전후에 시행합니다. 대개 원격치료를 4~5주쯤 한 뒤에 추가로 근접치료를 합니다.

방사선치료가 결정되면 우선 모의치료실(시뮬레이션실)에 들어

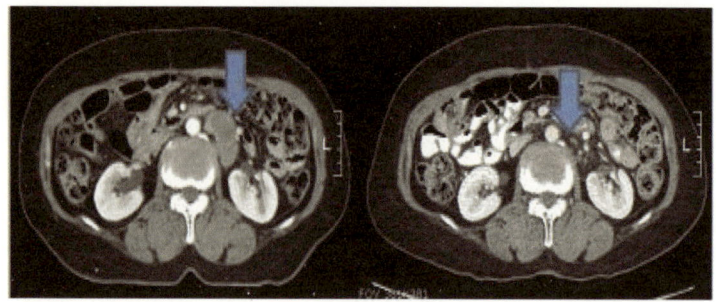

그림 15. 재발성 자궁암(왼쪽). 국소적인 양성자치료로 대동맥 림프절의 종양을 치료한 모습(오른쪽)-CT사진.

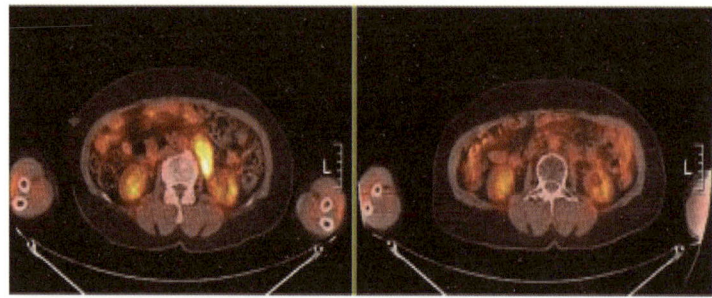

그림 16. 재발성 자궁암(왼쪽). 국소적인 양성자치료로 대동맥 림프절의 종양을 치료한 모습(오른쪽)-PET/CT사진.

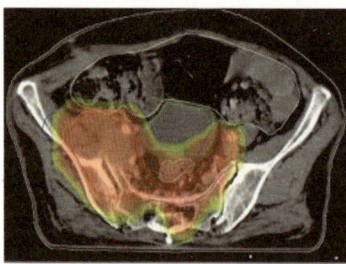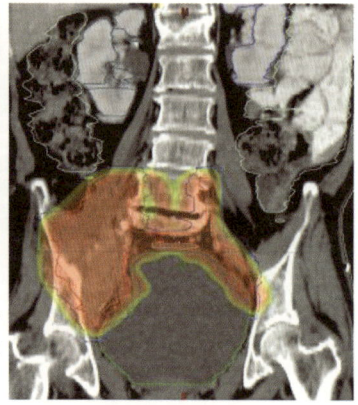

그림 17. 골반뼈를 침범하는 골반 내 임파선 재발 부위의 양성자치료의 예. 골반 부위 치료 시 가장 문제가 되는 대장과 소장을 보호하면서 종양을 치료하는 이점이 있다.

가서 치료 부위를 정하고 사진을 찍어 확인합니다. 그러고는 특수 잉크로 피부에 치료 부위를 표시합니다. 모의치료(시뮬레이션 치료)는 방사선치료의 범위를 정하기 위해 시행하는 과정입니다.

## 75 방사선의 부작용은 무엇입니까?

방사선을 인체에 쏘면 DNA나 세포막에 영향을 주는데, DNA가 손상되면 세포가 분열을 하지 못하고 죽습니다. 치료 부위에 따라 다양한 급성·만성 부작용이 나타날 수 있으나 방사선치료가 끝나면 서서히 회복됩니다. 급성부작용은 방사선을 쐰 부위와 크기, 방사선량, 환자의 건강 상태에 따라 다르며 대부분은 치료 도중 혹은 치료 종료 후 몇 주까지 나타납니다.

흔히 방사선치료 중에나 그 이후에 다양한 정도의 피로감을 느낍니다. 치료 초기의 피로는 휴식을 충분히 취하면 회복됩니다. 피곤함의 강도엔 개인차가 있지만 대개는 일상생활에 문제가 없을 정도

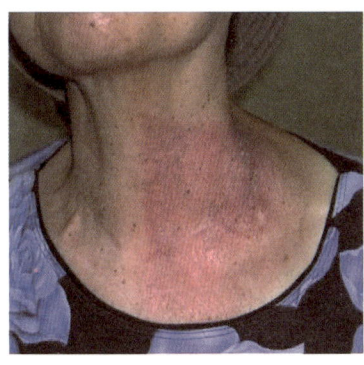

그림 18. 5-FU라는 약제와 방사선을 동시에 사용하였을 때 보이는 심한 피부 반응의 예.

입니다. 피로는 일반적으로 치료가 끝나면 2~6주에 걸쳐 점차 사라집니다.

다른 부작용은 피부 문제입니다. 방사선이 조사된 부분의 피부가 건조해지거나 붉어지고, 부어오르거나 가렵고, 벗겨지거나 색이 어두워지는 등의 증상이 나타날 수 있습니다. 피부 반응의 정도 역시 사람에 따라 다양하지만, 방사선의 양이 클수록 심해지게 마련입니다.

샅 주변의 회음부, 서혜부 등 접히는 부위의 피부는 다른 데에 비해 따뜻하고 수분이 많아서 방사선에 더 민감합니다. 치료 부위의 피부 반응은 방사선을 쐬기 시작한 지 2주쯤 지나면 나타납니다. 처음에는 옅은 분홍색을 띠다가 어둡고 거무스름하게 됩니다. 피부가 민감해지면 약간의 부종(浮腫)이 생깁니다. 치료가 진행될수록 가렵고 건조해지며, 건성 피부박리가 오기도 합니다. 치료 시작 후 4~6주에는 피부의 상피세포가 벗겨지고 장액성(漿液性, 장액은 투명한 황색의 액체로 무기 염류와 단백질이 들어 있음) 물질이 스며나오는 습성 피부박리가 간혹 나타납니다. 이런 부작용들이 치유되는 데는 보통 2~4주가 걸립니다.

피부 혈관의 변화에 따른 피부 위축, 모세관 확장증, 림프절의 섬유화로 인한 림프부종 등은 치료 후 몇 달 만에 나타나기도 하고 2~3년 뒤에 나타날 수도 있습니다. 이중 림프부종은 대개 수술과 방사선치료를 모두 한 경우에 발생합니다.

장 점막은 방사선에 상대적으로 약해서, 급성합병증으로 설사나 뒤후감이 흔히 올 수 있습니다. 만성합병증은 방광 위축, 방사선 직장염으로 인한 직장 출혈이 생길 수 있습니다. 설사는 장 점막이 위축되거나 대장에서의 수분 흡수가 줄 때 발생합니다. 배변 횟수가 늘기도 하고, 통증을 수반한 물 같은 설사가 나오기도 합니다. 이틸 때에는 지방 섭취를 피하고 저잔사(低殘渣) 식이를 하는 것이 좋습니다. 잔사란 소화 흡수 후 대장에 남는 물질로, 소화되지 않는 섬유소, 약간의 지방과 찌꺼기를 말합니다. 저잔사식은 변의 부피를 최소화하여 장을 쉬게 해 주는 것이 목적입니다. 설사가 계속되면 지사제를 처방받는 게 좋습니다.

방광염은 치료 부위 내에 방광이 포함돼 있을 때 가끔 발생합니다. 증상은 배뇨 곤란, 방광 용적 감소, 빈뇨, 야뇨증 등이며 출혈은 드뭅니다. 감염성 방광염 증상이 나타나면 항생제 치료를 받아야 합니다. 방광에서의 출혈은 드문 편이며 방사선치료가 끝난 후 약 3~5년 사이에 나타날 수 있습니다.

일부 생식기 장애 여성의 경우, 적은 양의 방사선 조사로도 난소 부전이 나타나며 홍조, 무월경, 성욕 감소, 골다공증 같은 폐경 관련 증상도 나타납니다. 이럴 때는 의사와 여성호르몬 복용에 대해 상담할 필요가 있습니다. 조사된 방사선의 양에 따라선 치료 후에 다시 생리를 하는 수도 있습니다.

또한 많은 양의 방사선을 쐬는 부위에 자궁 입구 부위가 속하면 질 협착이 생길 수 있습니다. 그 경우, 성관계를 할 때 불쾌감이 들고 골반검사도 어려워집니다. 하지만 질 협착은 질 확장기와 국소

호르몬제제를 정기적으로 사용하면 예방이 가능합니다.

치료 후 아기 갖기를 원하는 여성은 방사선치료 전에 의사와 상의하여 자신의 난자를 보관해 둘 수도 있습니다.

## 76 수술, 방사선치료, 항암치료를 모두 받으면 재발을 막을 수 있나요?

안타까운 일이지만, 최선의 치료를 받더라도 일부 환자에게서는 암이 재발하며 특히 진행된 병기에선 재발률이 높습니다. 조기에 병을 발견할수록 완치율이 높아지고, 조기일수록 수술과 방사선치료, 항암치료 세 방법 중 하나만 써도 완치율이 높습니다.

따라서 여러 방법으로 치료했다고 해서 반드시 완치율이 높아지는 것은 아닙니다. 다만, 국소적으로 진행된 자궁경부암에서 방사선치료와 항암제 투여를 병행하면 치료 성적이 좋아진다는 연구는 있습니다.

## 77 방사선치료를 했더니 항문이 빠질 듯이 아프고 피가 나네요.

피가 나는 경우는 급성과 만성으로 나눌 수 있습니다. 항문은 입술이나 손바닥처럼 감각이 매우 예민한 부위입니다. 조그만 변화에도 민감하고, 실제보다 더 심각하게 느낄 수 있습니다. 자궁은 직장 아래쪽과 가깝기 때문에 자궁을 치료하는 방사선의 영향을 받아 항문이 붓거나 피부가 헐어서 벗겨지는 경우가 있습니다. 이같은 급성 출혈의 경우는 불가피한 증상이어서 염려할 바는 아니나, 심할 때는 담당의사와 상의해 적절한 처방을 받으면 됩니다.

대개는 온수에 좌욕을 한 뒤 거즈나 수건으로 눌러주듯이 살짝 닦으며 깨끗이 말리고 처방받은 연고를 바르면 도움이 됩니다. 방사선치료 중에는 잦은 설사로 항문이 아플 수 있으며 치질이 있는 환자의 경우에는 치질이 심해져 피가 나는 경우가 있습니다. 반대로 시스플라틴 항암제를 쓰면서 변비가 생긴 환자의 경우에도 배변 시 과도한 힘을 주게 되거나 굳은 변으로 인해 상처가 생기면서 항문 근처의 피부가 찢어지면서 출혈이 생기기도 합니다.

증상이 너무 심하고 호전이 전혀 안 되는 만성 출혈의 경우에 외과적인 장 우회로(迂廻路) 수술을 하기도 하나, 이는 완화의료 목적의 치료인 만큼 주치의 및 관련 의사들과 충분히 협의해 결정해야 합니다.

## 78 방사선치료를 할 때는 어떤 음식을 먹어야 합니까?

특별히 가릴 음식은 없습니다. 평소에 좋아하는 음식, 먹고 싶던 음식을 먹되 작은 식기를 사용하고 규칙적으로 조금씩 자주 먹도록 합니다. 장 기능이 약해져 있으므로 따뜻한 음식과 찬 음식을 함께 먹지 않는 게 좋습니다.

방사선치료를 받는 환자에게 적절한 식사는 매우 중요합니다.

원기를 회복하고 손상된 세포를 재생시키기 위해서는 건강에 좋은 음식의 섭취가 꼭 필요하기 때문입니다. 또한 체중을 유지하는 것이 중요합니다.

방사선 치료의 부작용: 흔히 방사선치료 중에나 그 이후에 다양한 정도의 피로를 느낄 수 있다. 피로는 일반적으로 치료가 끝나면 2~6주에 걸쳐 사라진다. 다른 부작용은 피부 문제로 건조해지거나 붉어지고, 벗겨지거나 색이 어두워지는 등의 증상이 나타날 수 있다. 피부 혈관의 변화에 따른 피부 위축, 모세관 확장증, 림프절의 섬유화로 인한 림프부종 등이 생길 수 있고 일부 여성의 경우, 적은 양의 방사선 조사로도 난소부전이 나타나며 홍조, 무월경, 성욕 감소, 골다공증 같은 폐경 관련 증상도 나타날 수 있다.

# 치료 후의 일상 관리

**79 치료가 끝나면 병원에 얼마나 자주 가야 합니까?**

치료가 끝나면 주치의가 향후 병원 외래에 올 날짜를 지정해 줍니다. 그때 와서 정기적인 검사를 받으면 됩니다. 환자 상태에 따라서 차이가 있지만 일반적으로 수술, 방사선요법, 항암요법 등 일차적 치료가 끝난 시기부터 첫 3년 동안은 3개월마다, 이후 5년째까지는 6개월마다, 5년 이후에는 1년에 한 번씩 외래 진료와 검사를 하게 됩니다. 방문할 때마다 기본적으로 문진(問診), 골반 내진을 포함한 신체검사, 세포검사를 시행하며, 선택적으로 가슴 사진 촬영, 종양표지자검사, CT(전산화 단층촬영), MRI(자기공명영상), PET(양전자방출 단층촬영) 검사 등을 할 수 있습니다.

### 80 수술 후 일상에서 주의할 점은 무엇입니까?

일상에서의 활동은 서서히 늘립니다. 자궁적출을 한 경우, 적어도 6주쯤은 무리한 운동을 피하는 것이 좋습니다. 10kg 이상의 무거운 물건은 들지 않는 등 골반에 과도하게 힘이 들어가는 상황을 피해야 합니다. 특히 수술 직후 약 2주 동안은 변을 볼 때도 힘을 너무 주지 말고, 변비가 있는 경우에는 완화제를 복용토록 합니다.

수술 후 6~8주 동안은 간헐적으로 질 분비물이나 출혈이 보일 수 있습니다. 이 기간에는 성관계, 수영, 탕 목욕, 뒷물, 무리한 운동을 모두 피합니다(수술 상처가 어느 정도 아물면 샤워는 가능). 분비물에서 지나치게 냄새가 나거나, 출혈이 많거나, 열이 나는 경우에는 담당의사와 상의해야 합니다. 경우에 따라 항생제나 지혈이 필요할 수 있습니다.

### 81 직장 출근은 언제부터 하는 게 좋은가요?

광범위 자궁적출술의 경우 길어도 2주 내에는 퇴원을 하게 됩니다. 추가 치료가 필요한 경우도 있지만 방사선치료도 6주 정도면 끝나게 됩니다. 일반 우리나라 암환자 4명 중 1명 이상은 암 진단 후 1년 이내에 직장을 그만둔다고 하는데 그럴 필요가 없습니다. 얼마든지 일상생활, 직장생활이 가능하므로 몸이 회복되는 대로 일을 하십시오. 단 직장생활은 그 전보다는 조심하고 자제하는 생활을 해야겠지요. 6주까지는 복압이 상승할 만한 상황을 피하십시오.

## 82 부부관계는 얼마나 지나야 가능한지요?

광범위 자궁절제술 등의 자궁암 수술에서는 질의 일부분도 절제하게 됩니다. 이는 자궁경부와 연결돼 있는 질에 암세포가 침범했을 가능성에 대비한 조치로, 남은 질은 봉합을 합니다.

부부관계는 질에서 이루어지고 자궁과는 무관합니다. 수술 후 6~8주 지나면 질 부위가 회복되므로 부부관계를 해도 됩니다. 부부관계를 너무 오래 피하면 질이 위축돼 부부 사이에 문제가 생길 수도 있으니 8주 후에는 의도적으로라도 하는 편이 좋습니다.

지속적으로 성관계를 하면 질의 길이가 어느 정도 늘어납니다. 성관계 때 필요한 윤활성 점액은 질 입구 양쪽에 있는 바르톨린선(큰질어귀샘, 완두콩 모양이며 점액을 분비함)과 자궁경부에서 많이 분비하므로 자궁경부가 절제된 뒤엔 점액이 부족하여 건조감과 질 주위 조직의 경련, 통증 및 복부 불편감을 느끼게 됩니다. 이러한 불편감을 없애기 위해 수용성 젤리, 에스트로겐 질정을 사용하거나, 호르몬 치료(에스트로겐), 회음부 근육운동 등을 합니다. 부부관계 시 애정표현을 충분히 함으로써 바르톨린선의 점액 분비를 자극하는 것도 도움이 됩니다. 방사선치료 시에는 점막이 위축되는 등의 문제가 있으므로 이 경우는 평소의 질관리와 함께 윤활제 등이 부부관계에 도움을 줄 것입니다.

## 83 자궁암 치료 후에 호르몬 요법을 받아야 하나요?

폐경 전인 환자의 경우, 치료에 의해 난소 기능이 없어지면 호르몬 치료가 필요합니다. 호르몬 치료를 언제 할지는 환자의 상태와 증상 등을 고려하여 결정합니다. 유방검사, 골밀도검사, 혈액검사 등을 하면서 호르몬 치료가 가능한지를 확인합니다.

난포 호르몬 단독 사용은 자궁내막암의 원인 중 하나로 생각되어서 잠복성인 전이병변이 있다면 자궁내막암이 재발될 수 있다고 생각돼 왔습니다. 하지만 자궁내막암 치료가 성공한 후에 보충되는 난포 호르몬이 암의 재발 위험을 증가시킨다는 증거는 없습니다. 따라서 암을 성공적으로 치료한 후 골다공증, 질 건조감, 성교통(性交痛), 열성홍조(熱性紅潮) 등 난포 호르몬 부족으로 인한 부작용으로 고생하는 경우에 난포 호르몬 보충요법은 바람직합니다.

## 84 치료 후 다리가 붓는데 괜찮을까요?

자궁암은 흔히 골반 림프절에 폐색을 일으키므로 다리가 붓는 증상 즉 하지부종(下肢浮腫)이 생길 수 있습니다. 그러나 질환 자체로 인한 부종은 알아채기 어려울 만큼 서서히 발생하는 데 비해,

수술이나 항암화학요법, 방사선치료 등을 받으면 급격하게 부종이 발생할 수 있습니다.

하지부종은 곧 림프부종(옛 용어로는 임파부종)입니다. 림프관이 완전히 또는 부분적으로 폐쇄됐을 때 림프관으로 배출되던 체액과 단백질이 조직에 비정상적으로 축적되어 생기는 증상입니다. 특히 광범위 자궁절제술에서는 암의 진행 정도를 확인하고 전이를 예방하기 위해 골반 림프절 절제술을 같이 시행하므로 하지에서 올라오는 림프의 경로가 막혀서 부종이 생길 수 있습니다.

수술 말고도 림프절에 방사선치료를 받은 경우, 림프절에 암이 전이된 경우, 오래 움직일 수 없었거나 림프선염 따위가 있는 경우에도 부종이 발생합니다. 림프절을 절제한 환자의 약 10%, 방사선치료를 받은 환자의 약 70%에게 하지부종이 생긴다고 보고돼 있습니다. 발생 시기는 제한이 없어서, 심지어 수술 30년 후에 나타나기도 합니다.

하지부종이 생기면 증상에 따라 치료합니다. 증상이 나타났을 때의 대처법으로는 탄력 스타킹 착용, 압박붕대 감기, 마사지 같은 물리치료, 약물치료 등이 있습니다. 잠자기 전에 한동안 다리를 쿠션 위에 45도쯤의 각도로 올려놓는 것, 다리를 항상 깨끗하게 씻고 따뜻하게 유지하며 자주 주무르는 것도 도움이 됩니다. 간혹 혈전증에 의해서 하지부종이 발생할 수 있는데 이 경우에는 림프부종과 다른 치료를 해야 하므로 영상학적 검사를 합니다.

하지부종을 예방하려면 꼭 조이는 스타킹 · 코르셋 · 신발 따위를 피하는 게 좋습니다. 무리하게 무거운 물건을 드는 일, 오래 서 있거나 앉을 때 다리를 꼬는 일도 좋지 않습니다. 비만은 림프부종을 부추기는 요인의 하나이기 때문에 식사를 잘 조절해 비만을 피해야 합니다.

권장되는 운동은 수영과 걷기이며, 피해야 할 운동은 에어로빅입니다. 붓기 시작하는 시기에 바로 림프부종 클리닉에 가서 상담하는 것이 좋습니다.

자궁경부암 환자, 특히 수술을 받은 환자는 이런 부종이 생기기 쉽기 때문에 하지에 손상이 생기지 않도록 주의해야 합니다. 일단 손상을 입어서 피부에 변화가 오거나 발열감 등 이상 증후가 발생하면 즉시 병원에 가서 전문적 치료를 받아야 합니다.

## 85 소변 보기가 힘들어지는데 왜 그런가요?

말기 환자의 경우 신장 이상, 요로 이상, 방광 기능장애 등으로 소변의 양이 감소하거나 소변 보기가 힘들어질 수 있습니다. 방광 안에 소변이 정체되어 잘 나오지 않는 것은 전반적 신체장애나 방광 기능장애, 방광 출구의 폐쇄 등이 주요 원인입니다. 방광 기능장애는 구조적 손상, 신경 손상, 약 부작용

> 하지부종을 예방하려면 꼭 조이는 스타킹·코르셋·신발 따위를 피하는 게 좋다. 무리하게 무거운 물건을 드는 일, 오래 서 있거나 앉을 때 다리를 꼬는 일도 좋지 않다. 비만은 림프부종을 부추기는 요인의 하나이기 때문에 식사를 잘 조절해 비만을 피해야 한다.

때문에 발생할 수 있습니다.

비뇨기계 증상이 있는 경우, 요로 폐쇄에 의한 것인지 방광 근육이나 신경 이상에 따른 것인지를 구분하는 일이 중요합니다. 소변이 잦은 빈뇨, 소변이 마렵다고 느끼는 순간 참을 수 없어지는 긴박뇨(緊迫尿), 잠자다가 일어나 소변을 보는 일이 잦은 야뇨, 가늘어진 세뇨(細尿) 등은 요로 폐쇄에 의한 증상이며, 배뇨 곤란이나 방광 감각 손실, 배뇨 간격 증가, 긴박감 등은 방광 근육이나 신경의 이상에 따른 것입니다. 자가 도뇨(導尿)가 불가능해지게 되면 스스로 요도 입구에 관을 꽂아 소변을 뽑거나, 아니면 복부에 방광 사이에 인공통로를 만들어 소변을 빼주는 방법을 사용할 수 있으며 요관이 막히게 되면 직접 콩팥에서 몸밖으로 소변이 나오도록 관을 꽂기도 합니다.

## 86 뜨거운 물에 좌욕을 해도 됩니까? 물에 쑥이나 한약을 넣기도 한다는데요.

질 분비물이 많거나 질에서 악취가 나는 경우에 좌욕을 하면 좋지만, 뜨거운 물은 피해야 합니다. 방사선치료 중에는 질 점막이나 피부가 약해져 있는데, 뜨거운 물은 피부를 자극하고 심한 통증을 유발하므로 미지근한 물이 좋습니다. 항암치료 중에도 신경계통의 문제가 발생할 수 있으므로 마찬가지로 조심해야 합니다. 좌욕 후엔 질 주위를 잘 말리고 통풍이 잘 되는 헐렁한 속옷을 입습니다.

질 주위가 습할수록 통증이 더 심해집니다.

  쑥이나 한약이 도움이 되는지는 밝혀져 있지 않습니다. 지푸라기라도 잡고 싶어하는 암환자들의 심리를 악용하는 사람들이 있으니 주의해야 할 것입니다.

## 87 변비가 심한데 어떻게 하면 됩니까?

  변비에는 여러 요인이 있습니다. 화장실을 마음 놓고 사용할 수 없는 환자들은 배변을 자주 미루게 되어, 침대에서 생활하는 환자들은 활동량이 적어서 변비 위험이 증가하고, 섭취하는 음식 중 수분이나 섬유질이 부족한 경우에도 변비가 나타날 수 있습니다. 메스꺼움을 잘 느끼는 환자들은 식사량이 적어져서, 변을 눌 때 항문에 통증이 오는 환자는 배변을 미루어서 변비가 생기곤 합니다. 장폐색, 자율신경계의 기능장애 같은 의학적 원인, 마약성 진통제 따위 약물 사용도 관련이 있습니다.

  변비는 대부분 예방이 가능합니다. 진통제로 인한 변비의 경우, 별다른 금기 사유가 없다면 진통제와 변 완하제(緩下劑)를 동시에 복용합니다. 매일 일정량의 수분을 마시면 대변이 부드러워지고, 곡물빵 등 곡물 식품, 신선한 과일과 야채, 보리나 현미 같은 고섬유질 식품의 섭취도 변비 예방과 완화에 도움을 줍니다.

  말기암 환자는 배변 상태를 일주일에 두 번 정도 확인해야 합니다. 변비를 초기에 발견하면 치료하기 쉽고 합병증도 예방할 수 있습니다. 변비가 계속되거나, 배변 후에도 직장이 가득 찬 느낌이 들거나, 아니면 반대로 유동성 배설물이 누출되는 등의 배변과 관련된 증상들이 나타난다면 의사의 진찰이 필요합니다. 일주일에 세 번 정도의 배설이 적당합니다.

## 88 인공항문은 어떻게 관리하나요?

자궁경부암의 치료법 중 골반 내용 제거술이란 수술방법이 있습니다. 자궁과 함께 방광과 직장 등을 같이 제거하는 수술인데 이런 경우에 부득이하게 복부에 인공항문을 만들 수밖에 없습니다.

인공항문은 장루(腸瘻, 창자샛길 즉 장의 안과 밖을 연결하기 위하여 인공적으로 만든 샛길로, 인공항문을 말함)라고도 부르는데, 다른 신체 상태에 큰 문제가 없는 한 이것 때문에 일상이나 여가활동이 제한되는 경우는 별로 없습니다. 다만 복압(腹壓)을 상승시키는 일(무거운 물건을 들거나 아랫배에 힘을 주는 것)은 피해야 합니다.

좌욕을 꾸준히 하면 인공항문 주위의 상처가 쉽게 치유되고 불편한 느낌(단단함)도 줄어듭니다. 장루로는 물이 들어오지 않으므로 목욕이나 샤워, 수영을 자유로이 할 수 있습니다. 여행을 할 때는 여분의 부착물을 준비하고, 마시는 물을 바꾸면 설사의 위험이 있으므로 익숙한 물을 준비해 가거나 시판되는 물을 마시도록 합니다.

수술 부위가 완전히 나은 후에는 장루에 상처를 주는 운동을 제

외하고는 수술 전에 즐겼던 운동을 거의 다 할 수 있습니다. 배에 너무 힘이 가는 등의 신체적 무리만 하지 않으면 직장에도 별 어려움 없이 복귀할 수 있습니다.

부부관계는 연령과 신체 상태, 수술 내용과 추가되는 치료(방사선치료 등)에 따라 개인차가 있습니다. 파트너와 서로 이해하고 부드러운 분위기를 만드는 데 유의하면서 적절한 체위를 취하고, 장루가 방해되지 않도록 작은주머니나 스토마캡(stoma cap), 주머니 커버 등을 착용하면 장루가 성생활에 장애가 되는 일은 없을 것입니다. 임신과도 아무 관계가 없지만, 장루를 형성케 한 질환 자체가 문제가 될 수 있으므로 의사와 상의하는 게 좋습니다.

장루주머니의 교환은 다음과 같은 순서로 하면 됩니다.

- 착용중인 제품을 제거합니다.
- 장루 주위의 피부를 비누와 물로 세척한 후 물기를 없앱니다.
- 장루 크기를 자로 재고 장루판 뒷면에 장루를 그립니다.
- 그려진 모양대로 자릅니다.
- 장루판 뒤에 붙은 피부보호판의 종이를 제거합니다.
- 피부보호판을 장루 주변 피부에 잘 붙입니다.
- 투피스인 경우에는 피부보호판에 주머니를 붙입니다.
- 클립으로 주머니 끝을 끼워 장루주머니를 부착합니다.

## 89 인공항문 수술 후 주의해야 할 음식물은 무엇입니까?

장루 수술을 한 환자는 수분 섭취에 유의해야 합니다. 너무 적게 섭취하면 탈수가 되기 쉽고, 소변 양이 줄어서 비뇨기계 결석이 생기는 경향이 있습니다. 그러나 너무 많이 섭취하면 배출되는 물의 양도 늘어나 장루 관리가 불편해지므로 하루에 1,500~2,000ml의 수분 섭취가 적당합니다.

먹은 음식물은 4~6시간 뒤에 장루로 배설됩니다. 따라서 자기 전에 많은 양의 식사를 하는 것은 좋지 않습니다.

장루 수술 후에는 영양의 균형을 맞추기 위해 음식을 골고루, 잘 씹어서 먹고 설사나 불편감을 일으킬 수 있는 음식물은 피합니다. 섬유질이 많은 음식은 수분을 지나치게 흡수토록 해 부종과 변비는 물론 장폐색까지도 초래할 수 있습니다.

식품에 따라 무엇이 유발되는지를 기억해 두는 게 좋습니다. 특히 장폐색 유발 식품은 수술 후 6주쯤은 삼가야 합니다.

- 설사 유발 식품: 콩류, 생과일, 생야채, 양념이 강한 음식
- 변비 유발 식품: 바나나, 감
- 가스 유발 식품: 양배추, 양파, 콩류, 튀긴 음식, 맥주, 유제품, 탄산음료
- 냄새 유발 식품: 달걀, 생선, 치즈, 파, 마늘, 양파, 양배추, 콩류, 맥주, 비타민류

● 장폐색 유발 식품: 팝콘, 옥수수, 파인애플, 과일이나 야채의 껍질이나 씨, 샐러리 같은 섬유질이 많은 야채, 코코넛, 너트

## 90 인공방광의 관리는 어떻게 하는지요?

방광을 적출하면 소변을 모아 두는 주머니가 없어지므로 요로(尿路)의 변경이 불가피합니다. 이를 요로변경술이라고 하며, 이 경우 인공방광이 필요합니다. 인공방광은 의학적으로 '자연배뇨형 대용 방광'을 이릅니다. 장을 이용해 인공방광을 만들어 요도에 연결하는 것으로, 배에 소변주머니를 차지 않고 예전처럼 요도로 소변을 보게 됩니다. 이러한 인공방광 조성술의 경우, 기능이 원래의 방광과 똑같지는 않기 때문에 일부 환자에게는 요실금(尿失禁, 소변을 참지 못하고 싸는 것)이나 요폐(尿閉, 요도가 막혀 소변이 잘 나오지 않는 것) 등이 발생할 수 있습니다.

한편 자연배뇨형이 아니라 요관을 배 밖으로 내는 요루(尿瘻, 요로샛길)는 주로 복부의 오른쪽에 위치시키며 요루 형성 수술 후에는 소변이 수시로 배출되므로 피부보호판과 소변주머니의 부착이 필요합니다.

## 91 치료비가 부족한데 지원받을 방도가 있을까요?

도움을 받을 수 있습니다. 저희 암센터에서는 환자들에 대한 경

제적 지원 방안을 늘 모색하고 있습니다. 지원 받을 방법은 많고 다양합니다. 주치의와 상의해서 이야기해 해당 병원 사회사업실 등에 의뢰서를 제출하면 재정 상태에 관한 몇 가지 서류를 검토한 후 경제적 지원대상자를 결정하게 됩니다. 대상자가 되면 치료비 감면이나 면제를 받을 수 있습니다.

 치료비 지원 : 주치의와 상의해서 해당 병원 사회사업실 등에 의뢰서를 제출하면 재정 상태에 관한 몇 가지 서류를 검토한 후 치료비 감면이나 면제를 결정받을 수 있다.

설사 유발 식품: 콩류, 생과일, 생야채, 양념이 강한 음식
변비 유발 식품: 바나나, 감
가스 유발 식품: 양배추, 양파, 콩류, 튀긴 음식, 맥주, 유제품, 탄산음료
냄새 유발 식품: 달걀, 생선, 치즈, 파, 마늘, 양파, 양배추, 콩류, 맥주, 비타민류
장폐색 유발 식품: 팝콘, 옥수수, 파인애플, 과일이나 야채의 껍질이나 씨, 샐러리 같은 섬유질이 많은 야채, 코코넛, 너트

# 재발에서 호스피스까지

**92** **자궁암 수술 후 재발했습니다. 무슨 치료가 있으며, 얼마나 살 수 있을까요?**

통계상 자궁경부암이 재발한 사람 가운데 60~70%가 1차 치료 후 2년 이내에, 90% 이상이 5년 이내에 재발하기 때문에, 일반적으로 치료 후 첫 3년간은 3개월마다, 이후 2년간은 6개월마다, 그 뒤에는 1년마다 추적검사를 실시합니다. 일반적으로 재발성 자궁경부암의 치료는 재발 부위와 이미 시행한 일차 치료의 방법을 고려해 결정하며, 필요에 따라서 치료 방법들을 병합할 수 있습니다.

재발을 빨리 발견한 경우나 골반 내에 한정된 국소재발인 경우엔 방사선치료와 수술 등의 방법으로 좋은 결과를 기대할 수 있고, 재발의 범위가 넓은 경우는 항암화학치료를 합니다. 골반 내에서도 질 단면인 중앙 부위에 국한됐다면 방광, 직장 등을 제거하는 골반 장기적출술을 시행할 수 있고, 골반의 측벽을 침범했다면 CORT 또는 LEER 라는 수술을 시도할 수 있습니다. 단, 침범된 골반의 측벽이 한 쪽만이어야 하고 다른 부위로 전이되지 않았어야 합니다. 이들 수술이 성공적일 경우엔 장기 생존율을 30~50%까지 기대할 수 있습니다. 질 단면에 국한된 병변의 경우에는 강내(腔內)치료를 해볼 수 있습니다.

원격전이가 된 경우에는 항암화학요법을 고식적(姑息的, 원인에 대한 치료가 불가능할 경우 합병증 중 환자가 힘들어하는 부분에 대해서만 치료를 하는 것) 목적으로 사용할 수 있으며, 환자의 상태에 따라 증상을 호전시키는 통증치료를 포함한 완화요법을 쓰는 수가 많습니다.

## 93 병원 퇴원 후 갑자기 몸이 아프면 반드시 원래 다니던 병원으로 가야 하나요?

우리나라의 실정상, 국립암센터와 같은 의료기관에서 전문적 치료를 받은 환자들은 퇴원 후 갑자기 몸이 아플 때 집 인근의 1차 의료기관에서 치료받기가 쉽지 않습니다. 그렇다고 거주지가 전국에 걸쳐 있는 환자들이 문제가 생길 때마다 대도시에만 몰려 있는 2, 3차 의료기관으로 오는 것도 쉬운 일이 아닙니다. 그러므로 퇴원할 때에는 주치의와 상의하여 소견서를 받도록 합니다. 집 근처

병원에 갈 때 그것을 제출하면 해당 의료진이 그간의 경과를 파악해 원활한 치료를 할 수 있습니다.

## 94 자궁암 수술을 한 지 몇 달 만에 다리를 못 움직이겠고 갑자기 열이 나는데요?

광범위 전자궁절제술과 골반 림프절 절제술을 받게 되면 그 과정에서 하지(下肢)로 가는 신경에 많은 영향이 갑니다. 대부분은 2주 내에 호전되며, 퇴원 후에 재활치료를 병행하면 정상으로 돌아옵니다. 드물게 신경 손상이 오더라도 다리를 모으는 기능에만 문제가 생깁니다. 빙판길을 걷는 일만 주의하면 일상생활에 큰 지장이 없습니다.

갑자기 열이 날 때는 림프종일 가능성이 있습니다. 자궁암 수술을 할 때 골반 림프절이 제거된 부위에 낭종(물주머니)이 발생하기 쉽습니다. 이 낭종에 감염이 생기면 발열 등의 증상이 나타납니다. 병원에 가서 필요한 검사들을 받은 후 항생제를 투여하면 되고, 필요하다면 배액관을 삽입해 치료할 수도 있습니다.

## 95 콩팥에 물주머니가 생겼다는데 왜 그렇습니까?

소변은 콩팥에서 만들어져 요관을 거쳐 방광에 모였다가 요도를 통해 몸 밖으로 배출됩니다. 이때 요관의 경로가 자궁암의 침범이나 수술 후 유착 등으로 장애를 받아 콩팥에서 생긴 소변이 빠져나가지 못하면 콩팥에 물주머니 즉 낭종이 생깁니다. 이런 경우엔 비뇨기과 측과 상의하여 콩팥에 있는 소변 통로에 직접 외부에서 관을 삽입하여 배출구를 만들어 주든지, 아니면 방광경으로 보면서 방광을 통해 요관으로 카데터 관을 넣어 인공적으로 소변의 통로를 만들어 배출시킵니다. 그러나 치료의 가능성이 없는 말기암 환자의 경우는 이 같은 시술의 결정을 신중하게 해야 합니다. 즉 치료의 가능성이 있을 때는 적극적으로 이와 같은 시술을 시행하여 요독증에 빠지는 것을 막아야 하지만 치료 가능성이 없는 환자의 경우에는 이런 시술들이 환자의 고통만 더 연장시키는 것은 아닌지에 대한 논란이 오래전부터 있어 왔습니다. 주치의와 가족 간의 대화가 꼭 필요합니다.

## 96 주치의가 임상시험 참여를 권하는데 어떻게 하지요?

주치의는 가능한 최선의 치료를 제공하려 합니다. 그것이 임상시험이라면 환자에게 참여를 권유하게 됩니다. 참여 여부의 결정은 기본적으로 환자의 자유의사에 따르고, 일단 참여했더라도 언제든지 중단을 요구할 수 있습니다.

임상시험이란 새로운 의약품이나 수술법을 도입할 때, 또는 기존 의약품을 새롭게 적용하려 할 때, 이들의 안정성과 유효성을 증명할 목적으로 실시하는 연구를 말합니다. 암의 경우 새로운 치료법이 널리 사용되기 전에 받아 볼 수 있으며, 기존의 치료 성적이 좋지 않을 때 새 치료를 시도해 볼 기회를 얻게 됩니다. 또한 의료 연구에 기여함으로써 이후의 환자들을 돕는다는 의미도 있습니다. 그렇다고 임상시험 치료가 반드시 기존 치료보다 우월한 것은 아닙니다.

임상시험은 연구자 개인이 자의적으로 실시할 수 없습니다. 시설과 인력 등 자격 요건에 대한 기관임상시험위원회(IRB, institutional review board)의 엄격한 심사를 통과해야 합니다. 여기서는 환자가 처할 수 있는 위험에 대해서도 충분히 검토합니다. 임상시험 중 일정 기준 이상의 부작용이 나타나면 즉시 위원회에 보고하게 되어 있으며, 경우에 따라서는 시험을 중단하기도 합니다.

## 97 진통제를 많이 복용해도 괜찮을까요?

통증이 있을 경우, 초기에는 비마약성 진통제를 사용합니다. 그러나 암의 진행 정도에 따라 통증의 강도와 부위가 다양해지면서 조절 방법도 바뀝니다. 가벼운 통증에는 비마약성 진통제, 중등도 통증에는 코데인 같은 약한 마약성 진통제, 중증일 경우에는 모르핀 등 강한 마약성 진통제를 씁니다. 신경 병변에 의한 통증에는 마약성 진통제가 효과 없을 수 있고, 특히 칼에 베인 듯한 느낌을 호소하는 통증에는 항경련제가 더 효과적입니다.

진통제는 경구제, 주사제, 피부에 붙이는 패치제 등 여러 형태가 있습니다. 처음엔 경구(經口) 복용 약으로 시도하지만 먹거나 마시는 것을 잘 못하게 되면 주사제 또는 마약제제의 패치제를 사용합니다. 마약제제는 조절이 잘 안 되는 통증에서 진통 효과가 우수합니다. 의사는 두 가지 이상의 진통제를 처방하기도 합니다.

다른 약물, 특히 암 치료제를 복용 중인 사람에게는 아스피린 같은 일상적 약도 문제를 일으킬 수 있으므로 의료진이 확인하지 않은 약은 복용하지 말아야 합니다. 또한 통증이 심해질 때까지 기다렸다가 진통제를 복용해서는 안 됩니다. 통증은 심할 때보다 약할 때 조절하기가 쉬우며, 처방된 진통제를 규칙적으로 제시간에 복용하는 것이 효과적인 통증 예방법이기 때문입니다. 복용하는 진통제가 제 효과를 내지 못할 때는 척추 부근에 진통제를 주사하거나 신경차단술, 신경파괴술을 쓸 수도 있습니다.

암은 완치만이 목표가 아닙니다. 환자가 여생을 편히 지낼 수 있도록 증상을 완화하는 일도 중요한 치료 목표가 됩니다.

## 98 진통제의 부작용이 궁금합니다.

진통제 복용 시 나타날 수 있는 부작용으로는 변비, 오심(메스꺼움), 구토, 졸음이 있고 호흡이 느려지기도 합니다. 마약성 진통제를 복용하는 환자는 처음에 잠이 오거나 정신이 약간 혼미해질 수 있습니다. 이런 증상이 오래 지속되지는 않지만, 증상이 나타났을 때 의료진에게 이야기하면 졸음을 줄이는 약을 처방받을 수 있습니다.

호흡이 느려지는 증상은 약의 용량을 늘일 경우에 드물게 보이며, 호흡 수가 1분에 10회 이하인 경우에는 약 복용을 중단하고 의료진에게 알려야 합니다. 이 외에도 어지럼증, 피부의 발적(發赤, 빨갛게 부어오름) 등이 드물게 나타납니다.

진통제를 복용하면서 변비가 생길 경우, 가장 좋은 예방법은 물이나 주스, 그 밖에 수분이 많은 음식이나 채소, 과일을 섭취하는 것입니다. 필요하다면 변을 묽게 하는 약제를 병용하는데, 마약성 진통제를 쓰는 경우에는 변비가 생기기 전에 미리 복용하는 것이 좋습니다.

오심이나 구토 등의 부작용은 진통제 복용 후 하루나 이틀간 지속될 수 있습니다. 모든 환자에게 부작용이 나타나는 것은 아니며, 대부분의 부작용은 투약 후 몇 시간 내에 나타났다가 시간이 지나면서 점차 약해집니다.

## 99 DNR라는 용어가 있던데 무슨 뜻인지요?

DNR은 'do not resuscitate.' 즉 '응급소생술을 실시하지 말라', 다시 말해 억지로 생명을 유지시키지 말라는 말의 약어입니다. 말기암 환자에게 응급소생술을 취해야 할 상황이 발생했을 때 소생술을 받지 않고 임종하겠다는 뜻입니다.

현대의학의 도움으로 예전 같으면 필연적으로 사망할 환자들의 생명을 기계가 연장해 주고 있습니다. 그러나 이는 최소한의 건강조차 되찾을 수 없는 말기암 환자에게는 고통만을 연장시키는 결과를 낳기도 합니다. 따라서 환자가 심신의 건강을 웬만큼 유지하고 있는 시점에 가족, 주치의와 함께 충분히 논의하고 숙고한 후 DNR 지시 여부를 결정해야 합니다. 보통 DNR이 결정되면 심정지나 호흡정지 등의 응급상황 시에 기관 삽관이나 심장 마사지 등의 조치를 시행하지 않는 것입니다. 일반적인 통증조절, 기도 청결 등의 일반적인 조치만을 시행한다는 것을 의료진과 보호자가 합의하고 동의서를 작성하게 됩니다. 그러나 법적 효력 여부는 아직도 논란중입니다.

## 100 요즘 자주 얘기되는 호스피스란 어떤 것입니까?

암환자 치료는 '적극적으로 암세포를 죽이는 치료' 와 '암과 관련된 증상을 완화하는 치료' 로 나눌 수 있습니다. 일반 병원이나 암센터 같은 곳에서는 주로 암세포를 죽이는 치료를 하는 반면, 호스피스 병원 같은 요양기관들은 암과 관련된 증상들을 완화시켜 주는 일, 즉 완화의료를 제공합니다.

'호스피스(hospice)' 의 사전적 의미는 두 가지입니다. 그 하나는 "죽음이 가까운 환자를 입원시켜 위안과 안락을 얻을 수 있도록 하는 특수 병원으로, 말기 환자의 육체적 고통을 덜어 주기 위한 치료를 하며, 심리적 · 종교적으로 도움을 주어 인간적인 마지막

삶을 누릴 수 있도록 하는 시설"이며, 또 하나는 "죽음을 앞둔 환자가 평안한 임종을 맞도록 위안과 안락을 베푸는 활동"입니다. 그러니 호스피스란 간단히 말해 "삶의 마지막을 보살펴 주는 곳, 그러한 일"입니다.

환자가 가능하면 고통 없이, 위엄을 유지하면서 죽음을 맞도록 도와주는 일은 암 치료에서 매우 중요한 부분입니다. 따라서 치료가 더 이상 되지 않아 임종이 가까워졌을 때 호스피스를 권유할 수 있습니다. 호스피스는 종양 자체나 항암치료로 인한 고통을 최소화하면서 삶의 마지막 단계를 사랑하는 사람들과 함께 보낼 수 있도록 적극적으로 관리해 줍니다. 이러한 일은 입원 병동 혹은 가정에서도 가능합니다.

먼저 완화의료를 받기로 확실히 마음을 정해야만, 다시 말해서 호스피스의 의미를 수용해야만 요양병원 치료를 받아들일 수 있습니다. 삶의 마지막 순간까지 호스피스 치료를 받아들이지 못해 결국 유언 한마디 제대로 남기지 못하고 병원 중환자실에서 쓸쓸히 운명하는 분들이 아직도 많습니다.

암이 완전히 정복되지 않은 지금 암세포를 죽이는 치료만 고집하는 것은 현명한 일이 못 됩니다. 더 이상의 치료가 불가능하다는 의료진의 설명을 들으면 호스피스 요양병원을 방문해 남은 삶을 인간다운 품위를 유지하며 보내겠다는 결단을 내려야 합니다. 국립암센터에서는 호스피스 치료를 하는 요양 의료기관들을 개인별 사정에 맞추어 연계해 드리고 있습니다.

## 자궁암 100문100답 • 집필진 소개

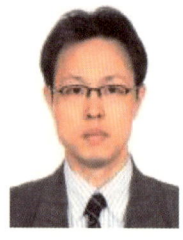

**강석범/** 산부인과 전문의

서울의대, 의학박사
국립암센터 자궁암센터

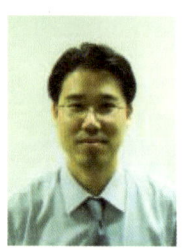

**김석기/** 핵의학과 전문의

서울의대, 의학박사
국립암센터 핵의학과

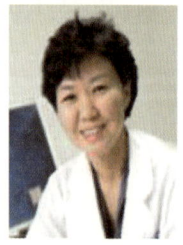

**김주영/** 방사선종양학과 전문의

고려의대, 의학박사
국립암센터 자궁암센터

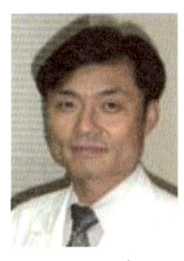

**박상윤**/ 산부인과 전문의

서울의대, 의학박사
국립암센터 자궁암센터

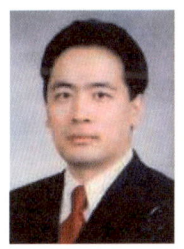

**서상수**/ 산부인과 전문의

서울의대, 의학박사
국립암센터 자궁암센터

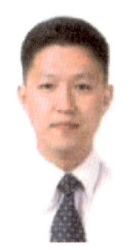

**유종우**/ 병리과 전문의

서울의대, 의학박사
국립암센터 자궁암센터

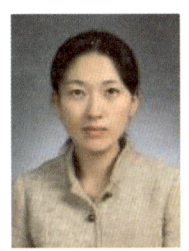

**이동옥**/ 산부인과 전문의

서울의대, 의학석사
국립암센터 자궁암센터

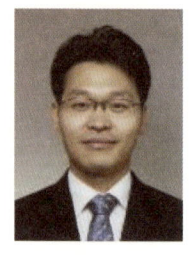

임명철/ 산부인과 전문의

경희의대, 의학박사
국립암센터 자궁암센터

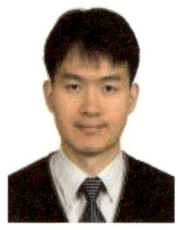

정대철/ 영상의학과 전문의

서울의대, 의학박사
국립암센터 자궁암센터

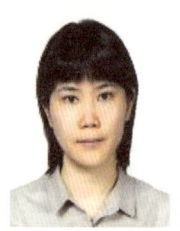

정연경/ 산부인과 전문의

서울의대, 의학석사
국립암센터 암예방검진센터

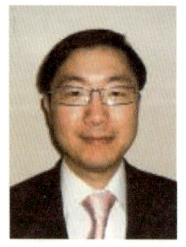

박세현/ 산부인과 전문의

가톨릭의대, 의학석사
국립암센터 자궁암센터

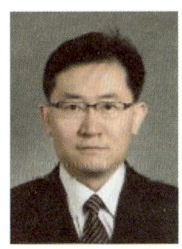

송용중/ 산부인과 전문의

고려의대, 의학석사
부산대 양산병원 산부인과

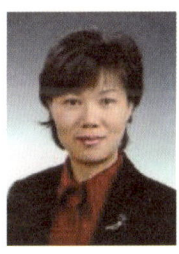

신세라/ 수간호사

이화여대, 간호교육석사
국립암센터 자궁암센터

# 자궁암 100문100답

| | |
|---|---|
| 초판 1쇄 인쇄 | 2010년 3월 25일 |
| 초판 1쇄 발행 | 2010년 3월 31일 |
| | |
| 지은이 | 자궁암센터 |
| 펴낸이 | 이진수 |
| 펴낸곳 | 국립암센터 |
| 등록일자 | 2000년 7월 15일 |
| 등록번호 | 일산 제 116호 |
| 주소 | 경기도 고양시 일산동구 일산로 323번지 |
| 출판 | 031)920-0808 |
| 관리 | 031)920-1375 |
| 팩스 | 031)920-1959 |
| | |
| 대표전화 | 15888-110 |
| 국가암정보센터 | 1577-8899 |
| 진료예약 | 031)920-1000 |
| 암예방검진센터 | 031)920-1212 |
| 홈페이지 | http://www.ncc.re.kr |

ISBN 978-89-92864-09-1  03510

잘못된 책은 구입하신 곳에서 바꿔드립니다.